生活機能と薬からみる

体調チェック・フローチャート
解説と活用 第2版

編集 ● 日本薬剤師会

じほう

序

　本書は，平成19年3月に，当時の日本薬剤師会職能対策委員会高齢者・介護保険等検討会が作成したもので，人の生活に欠かせない食事・排泄・睡眠・運動の4領域を手がかりとし，患者の生活機能の低下が薬剤に起因するものではないかということを「患者の言葉」から考えるためのデータブックとして作成しました。

　今回の版では，内容全般の見直しを行うとともに，従来の4領域に加え，認知障害に関する領域を新たに加えました。認知症においては，記憶障害や認知機能障害のような，神経細胞の変性・脱落による中核症状への対応の他，BPSD（Behavioral and Psychological Symptoms of Dementia）と呼ばれる周辺症状への対応も重要であるといわれています。BPSDの原因の3割程度に，薬剤が関与している可能性が示唆されていることもあり，認知障害分野は，薬剤師による積極的な関与が必要とされている領域でもあります。

　本会では，薬局が地域に溶け込み，高齢者の生活機能全般の改善や環境調整などを通じて，QOLの向上や要介護状態にならず自立した日常生活を営めるよう支援することは，重要な課題としてあり続けると考えています。

　介護保険制度の発足から約10年が経過し，薬局の医療保険で実施する在宅患者訪問薬剤管理指導料と，介護保険で実施する（介護予防）居宅療養管理指導費の算定回数は200万回を超えております。しかし，国民や他の医療関係者からは，在宅の現場で薬剤師の姿を見ることが，まだまだ少ないといわれていることも事実です。

　超高齢社会が着実に迫っている現実を踏まえ，薬局等の薬剤師が，より積極的に地域の在宅チーム医療に参画し，その中で薬剤師が薬剤師としての役割を十分に発揮していただきたいと思っております。

　末筆になりますが，本書の見直しの労をいただいた本会医療保険委員会介護保険担当の委員各位に厚くお礼申し上げます。

平成23年8月

社団法人日本薬剤師会
会長　児玉　孝

目　次

総　論　　1
- 「暮らし」が先にくる思考回路 …………………………………………………………… 3
- 本書の活用方法 ……………………………………………………………………………… 4

I　食事編　　5
- 患者の言葉，キーワード …………………………………………………………………… 7
- 体調チェック・フローチャート …………………………………………………………… 9
- 症例とその解説 ……………………………………………………………………………… 12
- 確認問題 ……………………………………………………………………………………… 15
- 確認問題回答例 ……………………………………………………………………………… 16
- 参考資料
  - 味覚異常等を引き起こす薬剤一覧 …………………………………………………… 17

II　排泄編　　31
- 患者の言葉，キーワード …………………………………………………………………… 33
- 体調チェック・フローチャート …………………………………………………………… 34
- 症例とその解説 ……………………………………………………………………………… 37
- 確認問題 ……………………………………………………………………………………… 39
- 確認問題回答例 ……………………………………………………………………………… 40
- 参考資料
  - 排泄に使う薬剤の作用機序 …………………………………………………………… 41
  - 紙おむつ・尿取りパッドの分類と使用方法 ………………………………………… 43

III　睡眠編　　47
- 患者の言葉，キーワード …………………………………………………………………… 49
- 体調チェック・フローチャート …………………………………………………………… 50
- 症例とその解説 ……………………………………………………………………………… 52
- 確認問題 ……………………………………………………………………………………… 55
- 確認問題回答例 ……………………………………………………………………………… 56
- 参考資料
  - 不眠をきたす睡眠疾患（不眠症状の分類・原因） ………………………………… 58
  - 睡眠障害対処12の指針 ………………………………………………………………… 60
  - 経口睡眠薬の作用時間による分類 …………………………………………………… 61

i

Ⅳ 運動編　63

- 患者の言葉，キーワード ……………………………………………………………… 65
- 体調チェック・フローチャート ……………………………………………………… 66
- 症例とその解説 ………………………………………………………………………… 69
- 確認問題 ………………………………………………………………………………… 71
- 確認問題回答例 ………………………………………………………………………… 72

Ⅴ 認知機能編　75

- 患者の言葉，キーワード ……………………………………………………………… 77
- 体調チェック・フローチャート ……………………………………………………… 78
- 症例とその解説 ………………………………………………………………………… 80
- 確認問題 ………………………………………………………………………………… 82
- 確認問題回答例 ………………………………………………………………………… 84
- 参考資料
  - これだけは押さえておきたい認知症の基礎知識 ……………………………… 87

あとがき　体調チェック・フローチャート誕生秘話

執筆者一覧

総論

「暮らし」が先にくる思考回路

　体調チェック・フローチャートはガイドラインやマニュアルの類ではない。ここにすべてが凝縮されているわけではなく，患者さんの暮らしを守るために「薬と暮らしを結びつけていく思考回路」を育てるための「ヒントが書かれているツール」である。本書は在宅療養や高齢者に限定して作成したものではなく，入院・外来・施設など多くの場面での活用を念頭においている。また薬剤を重点的に取り扱ってはいるが，在宅療養に関わるすべての職種に向けて作成したものである。

　薬剤による有害事象が原因で，患者さんの生活機能〔心身機能，ADL（日常生活動作），社会への参加のすべてを含む包括概念〕に影響が生じることが，しばしば報告されている。医療関係者として，患者さんのQOL向上のためにも，それら有害事象から患者さんを守りたいが，そのためには患者さんが抱えている問題を把握することが必要となる。そこで重要となるのが「暮らしが先にくる思考回路」である。ごく一般的な思考回路は，図1に示す通り，薬剤を見て何を伝えるべきかを考える思考回路である。しかし，この場合は，得てして患者さんへの一方通行の情報提供になりやすい。

　それに引き換え，図2に示すのが「暮らしが先にくる思考回路」である。これが，体調チェッ

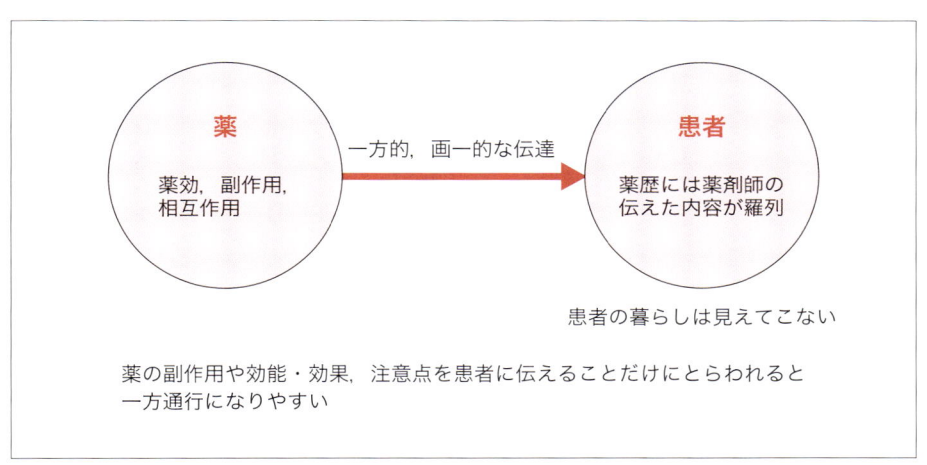

図1　「薬」が先にくる思考回路

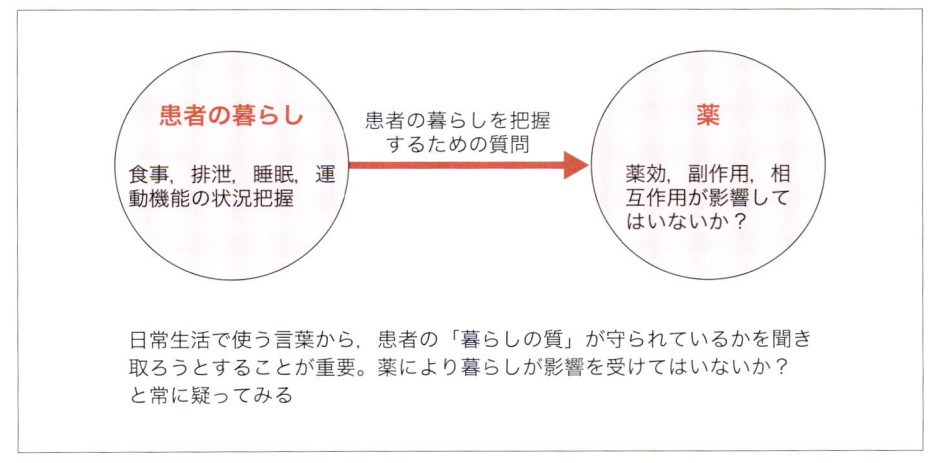

図2　「暮らし」が先にくる思考回路

ク・フローチャートの基本的な考え方であり，「暮らし」に関する質問を患者さんに行い，その回答から，薬剤が患者さんの暮らしに影響を与えていないかを探るためものである。

例えば「食欲，味，尿，便，睡眠，そして歩行状態，ふらつき，転倒，もの忘れ」等について，身近な生活上のわかりやすい言葉で患者さんに質問をしてみるとよい。主語を「食事・排泄・睡眠・運動・認知機能」に関する何かの項目とすれば，それが良かったのか悪かったのかが回答される。その回答をもとに，「薬剤の効果は十分か？」，「副作用や相互作用は出ていないか？」等を検討しアセスメントする。詳細は各章に譲るが，「食事，排泄，睡眠，運動，認知機能」等は人間が生きている限り必ず行う行為であるので，誰に質問をしても違和感がない。これらの質問を入り口にして薬剤の効果，副作用，疾患，合併症，さらには介護状態やQOL（生活の質，人生の質）に言及することができれば，結果的に患者さんの利益につながると考えられる。

本書の活用方法

本書は患者さんの言葉をキーワードとし，それを元に患者さんの状態を把握し，薬剤の影響等についてアセスメントするためのものである。先にも記載した通り，そのためにはまず，患者さんの訴えをどのようにしてうまく聞き出すかが重要となる。

これらのことから本書では，各章の最初に「患者の言葉・キーワード」を配置し，漠然とした質問ではなく，ある観点に対して，具体的にどのような質問が考えられるかについて例示した。

次に，患者さんから得られた言葉をもととし，そこに薬学的な観点からのアセスメントを行う。そのアセスメントの流れを記載しているのがフローチャートである。フローチャートに示された視点のすべてを，患者さんとの1回の会話だけで網羅することは難しい。しかし，患者さんにとって，喫緊の問題であれば，おそらく医療従事者に何らかの手段で伝えていると考えられる。

そのため，このフローチャートを利用したアセスメントの視点は，普段見落としがちで，かつ，一般的にその原因が薬剤の影響等であると思われにくい症状に気づくためにある。なお，フローチャートには，「○○という症状は，○○が原因である可能性を疑う」等の，あくまでもヒントが記載されているに過ぎず，最終的にどのような判断を誰が行うかについて記載していないので，ご留意いただきたい。

【注意事項】
* このフローチャートはあくまでも薬学的アセスメントのヒントとなるツールであり，すべての事柄を網羅しているわけではない。
* 介 の記述については，原則として以下のような対応を心がける。
  ◎介護保険利用者は介護支援専門員へ相談をする。
  ◎介護保険非利用者は地域包括支援センターや市区町村福祉担当課などへ報告，相談をする。
* フローチャート中の SE のマークは副作用の可能性を示唆している。キーワードをもとにすれば，医薬品医療機器情報提供ホームページ（http://www.info.pmda.go.jp）などで該当薬を確認できる。
* 副作用等が疑われる事例は必ず医師・歯科医師へ報告，相談する。
* 口腔ケアや嚥下訓練に関しては，歯科医師，歯科衛生士，言語聴覚士等の専門職に相談する。

I 食事編

食事に関する問題があるとないとでは，患者の状態に大きな差が出ることは言うまでもない。食欲の有無，味覚や摂食・嚥下機能の障害は，疾患や加齢に起因するものだけでなく，薬剤による副作用の場合もある。さまざまな角度からのチェックを怠らないようにしたい。

- 患者の言葉，キーワード ……………………………………… 7
- 体調チェック・フローチャート ……………………………… 9
- 症例とその解説 ………………………………………………… 12
- 確認問題 ………………………………………………………… 15
- 確認問題回答例 ………………………………………………… 16
- 参考資料
  - 味覚異常等を引き起こす薬剤一覧 ………………………… 17

患者の言葉，キーワード

以下のようなキーワードを想定しながら会話や観察をすることにより，患者の状態のチェックを行う。すべての事項を一度にチェックすることは難しいが，徐々に増やし，それを記録に残すことで，患者の状態をより正確に把握できるようになる。

領域	チェック項目	質問例
食事1	食欲	食欲はありますか？
	味覚	おいしく食べられますか？
	嚥下状態	飲み込みづらかったり，むせることはないですか？
	食事内容のバランス	バランスよく食べていますか？
	食事の時間と回数	だいたい何時頃に食事をしますか？
	吐き気，むかつき	食事のとき，吐き気やむかつきはありませんか？
	胃痛	胃が痛くなることはありませんか？
	呑酸	酸っぱいものがこみ上げてきませんか？
	口苦	口の中が苦くなることはありませんか？
	口内乾燥	口の中が乾いて，食べにくいことはありませんか？
	口渇	のどが渇きませんか？
食事2	食欲	食欲はありますか？
	過食	食べすぎはありませんか？
	住環境	部屋の照明や食事の時の体位・姿勢はどうですか？
	口内炎	口内炎ができやすくないですか？
	歯肉肥厚	歯ぐきが腫れていませんか？
		入れ歯が合わなくなっていませんか？
	振戦	手足がふるえることはありませんか？
	褥瘡	褥瘡はありませんか？
	口腔カンジダ	口の中や舌がカビがついたように白くなっていませんか？
	口臭	口臭はありませんか？
食事3	飲み込み	飲み込みは困難ですか？
		むせたり咳込んだりしませんか？
		飲み込んだ後に声がかれることはありませんか？
		のどに詰まった感じがしませんか？
		食べ物が舌の奥やのどにひっかかることはありませんか？
		飲む込むときに痛みはありませんか？
		水が飲み込みにくくないですか？
		食べ物が胸につかえませんか？
		食べるのが遅くなっていませんか？
	咀嚼	食べられないものがありませんか？
		硬いものをかめますか？
		入れ歯は合っていますか？

（次頁に続く）

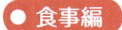 食事編

	咀嚼	口から食べ物がこぼれませんか？ 口の中に食べ物が残りませんか？ よだれが出ませんか？ 口が乾きませんか？ 食べ物や胃液（酸）が口の中に戻ってきたり，吐いたりしませんか？

患者の状況を聞き出すためのキーワード
好物，グルメ番組，味を感じない，むせる，入れ歯，口内炎，口が渇く，しゃべりにくい，食べづらい，飲み込みにくい，舌が白い　など

必要な知識
胃炎・胃潰瘍・十二指腸潰瘍・逆流性食道炎などの症状，抗コリン作用の影響，薬剤性味覚異常の作用機序，錐体外路症状，口腔ケア，嚥下機能低下の原因，簡易懸濁法，嚥下補助剤（とろみ調整剤），経腸栄養剤　など

食事……❶

食事に関する下記項目をわかりやすい言葉で質問してみる

質、量、味、回数、時間、口渇、歯、ぐきの腫れ、入れ歯など

食欲がある

- バランスのよいものを適度な量食べられる。おいしいと感じられる。むせこみや詰まりもない
  → ひとまず問題なし

- 食事内容のバランスが悪い
  → 食事の偏りは、高血圧、低栄養、高脂血症、糖尿病など将来の不調につながる
  介 独居または外出困難なら介護支援専門員に相談

- 食事時間が不規則（例：仕事の都合で食か取れない）
  → 薬の服用は食前や食後にこだわり過ぎず、一定の服用時間を決めることを勧める（用法通りの服用が必要な薬剤は除く）

- 抑うつ状態で食欲がない → 専門医受診を勧める
  SE 抑うつ状態を呈しやすい薬剤チェック
  - 脳血管性認知症の場合、抑うつ状態に陥りやすい

食欲があまりない（その原因は？）

- おいしくない（味が感じられない。味がおかしい）
  → インフルエンザなどウイルス性疾患で急な発熱を伴う場合、無理に食べると逆に体力を使い症状が悪化することがある。この場合、薬の服用は食後にこだわらない指導を（用法通りの服用が必要な薬剤は除く）
  - 味覚障害の疑い。血液検査で亜鉛をチェック。皮膚に悪化症状があれば亜鉛不足の可能性が高い。亜鉛不足は褥瘡・免疫能力低下等との相関関係も指摘されている
  SE 味覚障害、味覚異常が出やすい薬剤チェック
  - 認知症の始まりの場合もある。専門医の受診を勧める→調味料を間違えて使っていた症例あり。独居の場合はなおさらである。家族だけでは対応しきれないことが多い、絶対放っておいてはいけない
  介 認知症への対応は、

- 食べていないのに太る。むくむ
  → 甲状腺機能低下症も考えられる
  SE ヨード含有のうがい剤や咽頭部殺菌スプレー剤の過剰使用のリバウンドとして発症することもある

- 吐き気、むかつきがある
  → 腹痛、吐き気、下痢、下血、発熱を伴う場合、偽膜性大腸炎、虚血性大腸炎を疑う
  SE 抗生物質、リファンピシン、合成抗菌薬、緩下剤（ピコスルファートNa）、抗悪性腫瘍薬（フルオロウラシル、テガフール）

- 胃が痛む。酸っぱいものがこみ上げてくる。口が苦い
  → 胃炎、胃潰瘍、逆流性食道炎などの疑い→できるだけ早い受診を勧める
  SE 胃炎、胃潰瘍の原因となりやすい薬剤チェック。ゾピクロンは口中苦味発現の頻度が高い（翌朝出やすい）。粉砕すると苦みの出る薬（レバミピド、プレドニゾロンなど）

- 口が渇いて食べにくい
  → シェーグレン症候群、糖尿病、水分補給不足なども考えられる
  介 水分補給のほか、口腔ケアも大切になる（食事3参照）
  SE 口渇、口内乾燥が出やすい薬剤チェック

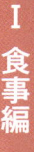

I 食事編

II 排泄編

III 睡眠編

IV 運動編

V 認知機能編

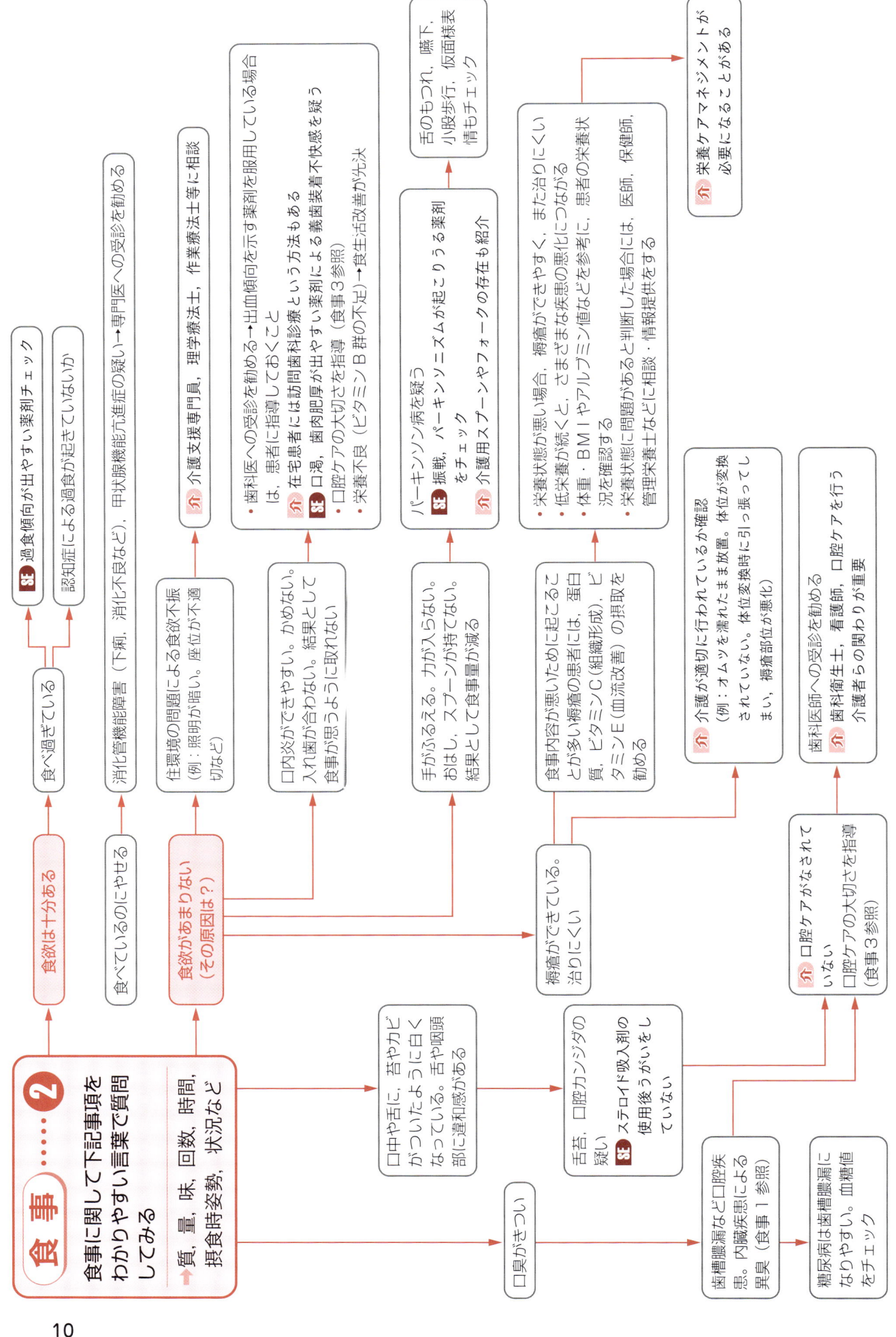

I 食事編

食事……3

嚥下困難患者に関しては下記事項をわかりやすい言葉で質問してみる

→ むせ込み、飲み込み、咀嚼など

摂食・嚥下機能の低下（食事や薬が飲み込めない、飲み込むのに時間がかかる）

嚥下障害の原因→器質的原因（舌・咽喉の構造障害）、機能的原因（口・舌を動かす神経の障害）、心理的原因（うつ病）などがある。一番多いのは機能的疾患（パーキンソン病）で起こらず脳卒中で、他の神経疾患でも起こる。誤嚥に注意する

---

* ラコールは VK が多く含まれているので、ワーファリンを服用中の患者には注意する

食事：とろみ調整剤（商品名：トロミアップ、エンガード、スルーソフトなど）を適切に用いることにより、嚥下障害時でも、栄養状態の改善や食事面での QOL の向上につながることもある

【介】とろみ調整剤の選択や濃度調整の意見を取り入れること。言語聴覚士、歯科衛生士らの意見を取り入れること

服薬時：水で服用して薬を誤嚥することがないか確認

パーキンソン病を疑う

【SE】薬剤性パーキンソニズムのチェック

嚥下障害、発汗、振戦、筋強剛、意識障害、発熱、頻脈が見られる場合、悪性症候群を疑う

【SE】精神神経用剤、抗うつ薬、メトクロプラミド、スルピリド、抗パーキンソン薬など

経腸栄養剤で栄養補給。エンシュア、ラコール、テルミールなど。医師の指示で1日の必要総kcalを決定する

*嚥下障害時、食道狭窄の程度などを踏まえて、流動食や固形食を選択する。安易な流動食の選択はしない

【SE】微量元素の不足が起こりやすいので注意
（例：Na 不足→見識障害、せん妄、脱力感など、Zn 不足→味覚異常、免疫力低下など、セレン不足→心筋症など）

【SE】嚥下機能を低下させる可能性のある薬剤チェック

【介】飲食時、誤嚥を起こしにくい体位や嚥下訓練そして口腔ケアを指導
*実際の指導は、医師、歯科医師、言語聴覚士、歯科衛生士らが主となる

経管投与の患者における医薬品の粉砕調剤。簡易懸濁法についての知識は必ず持っておく

簡易懸濁法：1回投与分の錠剤、カプセル剤を投与直前に約55℃の温湯 20mL の中に1回分の薬をそのまま入れた後、かき混ぜて自然放置。10分後、錠剤やカプセル剤が溶解した懸濁液をカテーテル用シリンジで経管投与する

服薬：懸濁の可否は「内服薬経管投与ハンドブック第2版・簡易懸濁法可能医薬品一覧」（じほう、2006）を参照のこと

体幹角度調整 直接訓練において、体幹の床からの角度を調整することにより、①食塊の送り込みをしやすくする、②誤嚥を軽減ないし防止する
（対象）食塊の送り込みが障害されている例や、誤嚥の可能性のある例で、小児から高齢者まで。食塊の取り込み、送り込みなど口腔期の障害や、嚥下反射の遅れ、タイミングのずれなど咽頭期の障害のある場合
（方法）床から30度～60度に調整
（注意）嚥下障害が重度になるほど、リクライニングを強くした方がよい傾向がある が、単純な一般には危険。体幹角度を変化させての嚥下造影検査と、それぞれの角度での嚥下状態の臨床的観察により、各患者にとっての適正な体幹角度を判断する

嚥下訓練法の紹介

嚥下体操 摂食前に準備体操として行うことが多い。全身や頸部の嚥下筋のリラクゼーションになる。また、覚醒を促すことにもつながる。次の①～⑩を1セットとして実施する
①口すぼめ深呼吸、②首の回旋運動、③肩の上下運動、④両手を頭上で組んで体幹を左右側屈（胸郭の運動）、⑤頬を膨らませたりつぼめたりする、⑥舌を前後に出し入れする、⑦舌を左右の口角にさわる、⑧強く息を吸い込む（咽頭後壁に空気刺激を入れる）、⑨パ、タ、カの発音訓練、⑩口すぼめ深呼吸

頸部可動域訓練 頸部拘縮の改善、予防および頸部のリラクゼーションを目的として行う
患者自身が、頸部屈曲、前後屈、左回旋、右回旋、右回旋を従手的に介助する

口唇・舌・頬のマッサージ 口腔器官の拘縮予防、および機能向上を目的とし、口腔相障害に適応される
・口唇：第1指と第2指で上口唇に対して、伸展と収縮を繰り返す。下口唇に対しても同様に行う
・頬：術者は頬を手で揉んだり、伸展と収縮を繰り返す等の操作を加える
・電動歯ブラシを使用して、その振動を口唇、舌、頬に与える

氷水を用いた嚥下訓練 口に含んだ氷水の冷刺激によって嚥下反射の誘発を繰り返す。小さめの氷を口に含み、溶けてできた水を飲み込んでもらう。氷の口腔内保持が困難な患者では、氷水ガーゼで包んだデンタルフロスで縛って保持するなど、氷が咽頭に落ち込まないように注意する必要がある（基礎訓練）。氷のかけら（ice chip）をそのまま飲み込ませる方法もあり ice chip swallow と呼ばれ直接訓練の導入によく用いられる

[藤島一郎 他：訓練法のまとめ（改訂 2010）日本摂食・嚥下リハビリテーション学会雑誌、14(3)：644-663, 2010 を一部改変]

● 食事編

症例とその解説

　本項を読む前に，総論はお読みいただけたであろうか。まだの方は先に総論部分の「暮らしが先にくる思考回路」についてご理解いただいたうえで本項をお読みいただきたい。

　まず，患者への質問のしかたは，ごく簡単に「食欲はいかがですか？」から入ってみる。自然体で優しく質問すると，ほとんどの方が気持ちよく何かしらの答えを返してくれるだろう。「食べ過ぎて困るくらい食べているわよ！」と笑顔の患者がいる一方，「あまり食べたくない」と表情を曇らせる患者がいるかもしれない。

　それに続く質問も大事であり，食欲に続き，「口渇，味覚異常，胃痛，口中苦味，義歯不具合」などの内容を，患者が理解できる言葉で聞いてみて欲しい。その返答次第でフローチャートの進む先が違ってくる。「砂をかんでいるようで味がしない」，「苦いものがこみ上げる」，「口が渇いて入れ歯が合わない」など多くの返答が出てくるに違いない。

　「なぜ食欲が落ちているのか？」，「その原因は何なのか？」を探り当てる必要が生じた時，薬剤師であれば当然「薬効不足なのか？」，「それとも副作用なのか？」と考えるはずである。これこそが"薬剤と暮らしを切り離さない"薬剤師の真骨頂である。

　薬学的に判断したことは，患者のQOLを上げることを目的とし，医師に遠慮なく相談することをお勧めする。医師は，こういう視点を持った薬剤師のアセスメントを待っている。

　その際，患者が「医師の診察は受けているのか？」の視点も必要である。「胃の調子が悪い」と薬剤師が聞き出したものの，医師の診察を受けていない場合もある。まずは患者に受診を勧めて欲しい。その際，患者からの聞き取り内容と服薬内容を記載した手紙を封筒に入れ，患者に受診の際に持参するよう説明することをお勧めしたい。

症例1：80歳代　女性　とろみ調整剤の活用で嚥下が改善

脳梗塞後遺症。要介護度5で寝たきり。年を追って固形食が食べられなくなり，食事は1日2缶の経腸栄養剤とおかゆやミキサー食が中心となったが，次第に褥瘡ができやすくなってきた。栄養状態の悪化を考慮し，食事の献立を改善することとした。その際，食材（献立）の幅を広げるために「とろみ調整剤」を使用開始。しばらく食べられていなかった野菜や肉も，刻んでとろみをつけることにより嚥下が改善され，固形食として食べられるようになった。食材の風味も損なわれないので，食べる喜びも出た様子。患者も家族も笑顔を取り戻した。また栄養状態が改善したためか，褥瘡が発生しなくなった。

 解　説

　食欲は人の原始的な欲求の1つであり，食の楽しみを奪われることは，非常に辛いことである。彩り，匂い，味などの要素がなく，単に栄養のみという食事では，砂をかむような味気ないものになってしまうであろう。食の楽しみを維持するために，嚥下能力が落ちた患者への「とろみ調整剤」の使用を考えてほしい。「固形食が食べられなくなった→経腸栄養剤導入」と安易に考えないことは，人間の尊厳のためにも大切である。

　症例1の患者は，余命半年と医師から宣告されていた。しかし，とろみ調整剤により食事内容を改善した結果，最終的にはその後3年間の生活を送ることができた。

症例2：90歳代　女性　経口補水飲料で誤嚥性肺炎を発症

肺気腫を患い，在宅酸素療法を行っている患者。嚥下障害が出始め水や汁物でむせこみ始めたため，誤嚥を避けるべく「とろみ調整剤」を用いて食事をしている。また服薬には嚥下ゼリーを使用していた。便秘がひどく浣腸を使用していた。脱水気味でもあった。そんな中，知り合いから「点滴代わりになるから」と経口補水飲料を勧められ，家族は医師，薬剤師等に相談せず患者に飲ませた。その際，気管に誤嚥してしまい，ひどいむせこみで苦しみ，それがきっかけで誤嚥性肺炎を発症，1週間後に死去した。

解説

嚥下能力は訓練により改善する。嚥下訓練の初期に用いるのは，ペースト状やゼリー状のものであり，水は訓練の最終段階である。つまり最も誤嚥しやすいのが水である。この患者の場合，ゼリータイプの経口補水飲料なら大丈夫だったかもしれない。「点滴代わり」という言葉を信じた家族にとってはむごい結果になった。

薬剤師は服薬指導の際，よく「薬はコップ1杯の水で服用してください」と強調する。しかし，普段から水や汁物でむせこむ患者には，この指導は危険である。患者の嚥下能力に合わせた服薬指導を行うためにも，嚥下能力のチェックは欠かせない。

症例3：70歳代　女性　薬剤による苦味発現により食欲減退

交通事故により両腕，両脚を骨折。入院中，痛みと環境の変化がもとで不眠となる。不眠のため医師はゾピクロンを処方した。ゾピクロンの効果はあったが，口中の苦味がもとで食欲不振となり，3カ月で体重が10kg減少した。骨折は癒えたものの食欲が改善せず，以前のように歩けなくなり，要介護度3の判定となった。薬剤師の在宅訪問により，「ゾピクロンが原因では？」と医師に伝え休薬したところ，次第に口中の苦味が改善し食欲が復活した。最終的に体重も骨折前まで回復し，その後の要介護認定でも自立判定となった。

解説

ゾピクロンの口中の苦味は，薬そのものの苦さとともに代謝物が唾液腺を通して苦味をもたらすと言われている。この症例は極端な例ではあるが，事実だけに重く受け止めたい。薬剤師のチェックがもう少し早くできていれば，患者はここまでつらい思いをせずにすんだとも考えられる。

症例4：20歳代　女性　服用時点の変更でうつが軽快

帽子を目深にかぶり，うつむき加減に患者が来局した。処方せんには「抗うつ剤3錠/日，分3毎食後」と記載されている。両腕がとても細く，食事が進まないか，拒食状態にあることが容易に想像できたことから，服薬指導で「食後とありますが，こだわる必要はありません。1日3回，起きている間に5時間くらいの間隔をとればいつ飲んでもいいですよ」とアドバイスした。3カ月後に来局した患者は，帽子もかぶらず満面の笑顔となっていた。「命の恩人です。あの時の指導で救われました！　おかげでこんなに元気になりました。薬って効くんですね！」。

解説

この患者の場合，医師や薬剤師の何気ない「食後に飲んで」という一言を忠実に守ろうとしたが

● 食事編

ために，薬の効果が出ていなかった。食べたものは30分以内に吐いてしまう拒食傾向があったため，食後の服薬では，薬剤が嘔吐物にまぎれてしまい，結果的に効果が出ていなかったと考えられる。

「食べなければ薬を飲んではダメと思っていましたから，薬を飲むごとに何かを食べようとしていました。でも『食べなくても飲んでいいよ』という一言で心がすごく軽くなりました。そんなこと今まで誰も言ってくれなかった」という患者の言葉は非常に重い。患者の「暮らし」を考えることの大切さを物語っているようにも思える。

まとめ

食事能力の低下はQOLの低下と直結するため，決して見過ごしてはいけない。「食欲不振→低栄養→多くの疾患の誘因→廃用症候群→介護度上昇」というように，食事ができないと身体状況は悪化の一途をたどる。

また，食事能力に問題が生じると，生きていることが辛くなることさえある。人間の尊厳を守るうえでもっとも重要な項目のうちの1つとも言えることから，薬剤師である以前に，1人の人間として患者に関わり，ポイントを発見して欲しい。

確認問題

薬剤師が患者に「食欲はいかがですか？」と質問したところ，食欲不振が判明した。その理由が **1〜5** のようなものであった場合，**❶原因となっている可能性のある状態（疾患）**，**❷薬剤による影響があるとすればどのような薬剤が考えられるか？** について考えてみよう。

1　胃が痛い　口が苦い　すっぱいものがこみあげる

　❶その原因となっている可能性のある状態（疾患）
　❷薬剤による影響があるとすれば，どのような薬剤が考えられるか？

2　味がわからない　おいしくない

　❶その原因となっている可能性のある状態（疾患）
　❷薬剤による影響があるとすれば，どのような薬剤が考えられるか？

3　砂をかんでいるみたいで食べづらい　口が渇いて入れ歯が入れにくい

　❶その原因となっている可能性のある状態（疾患）
　❷薬剤による影響があるとすれば，どのような薬剤が考えられるか？

4　むせこむので食べづらい

　❶その原因となっている可能性のある状態（疾患）
　❷薬剤による影響があるとすれば，どのような薬剤が考えられるか？

5　食べたいという意欲がわかない

　❶その原因となっている可能性のある状態（疾患）
　❷薬剤による影響があるとすれば，どのような薬剤が考えられるか？

（回答例は 16 ページ）

● 食事編

確認問題回答例

1 胃が痛い　口が苦い　すっぱいものがこみあげる

❶胃炎，胃潰瘍，逆流性食道炎
❷NSAIDs（非ステロイド性消炎鎮痛薬），抗悪性腫瘍薬，抗生物質，口中に苦味をもたらす薬（ゾピクロンなど）

2 味がわからない　おいしくない

❶味覚異常（喪失・倒錯・低下・変化・減退），口渇，口腔カンジダ，口腔ケア不足による口腔内の炎症，舌苔
❷味覚異常を引き起こす薬剤　（食事編参考資料に掲載）

3 砂をかんでいるみたいで食べづらい　口が渇いて入れ歯が入れにくい

❶口渇，シェーグレン症候群，脱水，歯肉肥厚
❷口渇：抗コリン作用を持つ薬剤，歯肉肥厚：フェニトイン，カルシウム拮抗薬

4 むせこむので食べづらい

❶錐体外路症状，嚥下機能の低下
❷ドパミンD_2レセプターへの親和性の高い薬剤（チアプリド，スルピリド，メトクロプラミド，定型抗精神病薬等）

5 食べたいという意欲がわかない

❶抑うつ傾向
❷インターフェロン，βブロッカー，処方された抗うつ薬を処方量服用していない

参考資料

味覚異常等を引き起こす薬剤一覧

（じほう「日本医薬品集DB 2011年4月版」にて検索）

成分名	標榜薬効	味覚異常・味覚の異常	味覚障害	嗅覚異常	味覚・嗅覚異常	味覚の変調	味覚変化	味覚低下	味覚減退	味覚消失	味覚喪失	無味感	異味感	味覚倒錯	不快な味覚	苦味・苦み	金属味・金属味覚
アカルボース	α-グルコシダーゼ阻害剤	●															
アガルシダーゼアルファ（遺伝子組換え）	α-ガラクトシダーゼ酵素製剤	●															
アクタリット	疾患修飾性抗リウマチ薬（DMARD）	●															
アザシチジン	骨髄異形成症候群治療剤	●															
アシクロビル	抗ウイルス剤		●														
アジスロマイシン水和物	15員環マクロライド系抗生物質		●														
アセタゾラミド	炭酸脱水酵素抑制剤	●															
アセメタシン	インドメタシンプロドラッグ																●
アゼラスチン塩酸塩（別名：塩酸アゼラスチン）	アレルギー性疾患治療剤	●															●
アタザナビル硫酸塩（旧名：硫酸アタザナビル）	抗ウイルス・HIVプロテアーゼ阻害剤	●															
アダリムマブ（遺伝子組換え）	ヒト型抗ヒトTNFαモノクローナル抗体	●															
アデノシン	心臓疾患診断補助剤														●		
アトルバスタチンカルシウム水和物	HMG-CoA還元酵素阻害剤	●															
アバタセプト（遺伝子組換え）	T細胞選択的共刺激調節剤	●															
アプレピタント	選択的NK₁受容体拮抗型制吐剤	●															
アミオダロン塩酸塩（別名：塩酸アミオダロン）	不整脈治療剤	●															
アミトリプチリン塩酸塩	三環系抗うつ剤	●															
アムホテリシンB	ポリエンマクロライド系真菌症治療剤	●															
アムルビシン塩酸塩（旧名：塩酸アムルビシン）	抗腫瘍性抗生物質	●															
アムロジピンベシル酸塩（別名：ベシル酸アムロジピン）	ジヒドロピリジン系Ca拮抗剤	●															
アムロジピンベシル酸塩・アトルバスタチンカルシウム水和物	持続性Ca拮抗薬HMG-CoA還元酵素阻害剤	●															
アモキサピン	三環系抗うつ剤	●															
アモキシシリン水和物	合成ペニシリン製剤	●															
アラセプリル	ACE阻害剤	●															

● 食事編

成分名	標榜薬効	検索用語													
		味覚の異常・味覚異常	味覚障害	味覚・嗅覚異常	味覚の変調	味覚変化	味覚低下	味覚減退	味覚消失	味覚喪失	無味感	異味感	味覚倒錯	不快な味覚	苦味・苦み	金属味・金属味覚
アラニジピン	ジヒドロピリジン系Ca拮抗剤											●				
アレンドロン酸ナトリウム水和物	ビスホスホネート系骨吸収抑制剤												●			
アロプリノール	キサンチンオキシダーゼ阻害剤・高尿酸血症治療剤		●													
イオプロミド	非イオン性尿路・血管造影剤		●												●	
イオベルソール	非イオン性造影剤			●												
イオメプロール	非イオン性造影剤			●												
イトラコナゾール	トリアゾール系抗真菌剤	●											●			
イブジラスト	ホスホジエステラーゼ阻害剤（気管支喘息・脳血管障害改善・アレルギー性結膜炎治療剤）	●														
イブプロフェン	フェニルプロピオン酸系解熱消炎鎮痛剤	●														
イプリフラボン	イソフラボン系骨粗鬆症治療剤	●														
イマチニブメシル酸塩（旧名：メシル酸イマチニブ）	抗悪性腫瘍剤（チロシンキナーゼインヒビター）	●														
イミダフェナシン	過活動膀胱治療剤	●														
イミダプリル塩酸塩（別名：塩酸イミダプリル）	ACE阻害剤	●														
イミプラミン塩酸塩	抗うつ剤・遺尿症治療剤	●														
注射用イミペネム・シラスタチンナトリウム	カルバペネム系抗生物質	●														
イリノテカン塩酸塩水和物（旧名：塩酸イリノテカン）	Ⅰ型DNAトポイソメラーゼ阻害型抗悪性腫瘍剤	●														
イルベサルタン	長時間作用型アンジオテンシン-Ⅱ受容体拮抗剤	●														
インジナビル硫酸塩エタノール付加物（旧名：硫酸インジナビルエタノール付加物）	抗ウイルス・HIVプロテアーゼ阻害剤													●		
インターフェロンアルファ-2b（遺伝子組換え）	遺伝子組換え型インターフェロン	●	●													
インターフェロンアルファ（NAMALWA）	天然型インターフェロン-α製剤	●					●									
インターフェロンアルファコン-1（遺伝子組換え）	遺伝子組換え型インターフェロン	●														
インターフェロンアルファ（BALL-1）	天然型インターフェロン	●					●									
インターフェロンベータ	天然型インターフェロン	●														
インドメタシン ファルネシル	インドール酢酸系消炎鎮痛剤	●														
インフリキシマブ（遺伝子組換え）	抗ヒトTNFαモノクローナル抗体製剤	●														
エキセナチド	2型糖尿病治療剤	●														

参考資料

成分名	標榜薬効	味覚異常・味覚の異常	味覚障害	嗅覚異常・味覚	味覚の変調	味覚変化	味覚低下	味覚減退	味覚消失	味覚喪失	無味感	異味感	味覚倒錯	不快な味覚	苦味・苦み	金属味・金属味覚
エキセメスタン	アロマターゼ阻害・閉経後乳癌治療剤	●														
エスタゾラム	睡眠剤														●	
エストラムスチンリン酸エステルナトリウム水和物（旧名：リン酸エストラムスチンナトリウム）	前立腺癌治療剤	●														
エスモロール塩酸塩（旧名：塩酸エスモロール）	短時間作用型β₁遮断剤		●													
エタネルセプト（遺伝子組換え）	完全ヒト型可溶性TNFα/LTαレセプター製剤	●														
エトドラク	インドール酢酸系消炎鎮痛剤	●														
エトポシド	抗悪性腫瘍剤	●														
エトラビリン	抗ウイルス化学療法剤	●														
エトレチナート	角化症治療芳香族テトラエン誘導体	●														
エナラプリルマレイン酸塩（別名：マレイン酸エナラプリル）	ACE阻害剤	●														
エノキサシン水和物	ニューキノロン系抗菌剤						●									
エバスチン	持続性選択H₁受容体拮抗剤	●														
エピナスチン塩酸塩（旧名：塩酸エピナスチン）	アレルギー性疾患治療剤						●									
エファビレンツ	抗ウイルス化学療法剤												●			
エプレレノン	選択的アルドステロンブロッカー												●			
エベロリムス	免疫抑制剤抗悪性腫瘍剤（mTOR阻害剤）	●							●							
エポエチンアルファ（遺伝子組換え）	ヒトエリスロポエチン														●	
エポエチンベータ（遺伝子組換え）	ヒトエリスロポエチン														●	
エムトリシタビン・テノホビル ジソプロキシルフマル酸塩	抗ウイルス化学療法剤	●														
エメダスチンフマル酸塩（旧名：フマル酸エメダスチン）	アレルギー性疾患治療剤														●	
エルロチニブ塩酸塩	抗悪性腫瘍・上皮増殖因子受容体（EGFR）チロシンキナーゼ阻害剤	●														
塩化タリウム（201Tl）注射液	放射性医薬品														●	
塩酸セルトラリン	選択的セロトニン再取り込み阻害剤（SSRI）	●														
塩酸テトラヒドロゾリン・プレドニゾロン	抗炎症・血管収縮剤														●	

Ⅰ 食事編
Ⅱ 排泄編
Ⅲ 睡眠編
Ⅳ 運動編
Ⅴ 認知機能編

● 食事編

成分名	標榜薬効	味覚の異常・味覚異常	味覚障害	嗅覚異常	味覚・味覚の変調	味覚変化	味覚低下	味覚減退	味覚消失	味覚喪失	無味感	異味感	味覚倒錯	不快な味覚	苦味・苦み	金属味・金属味覚
塩酸ピラルビシン	アントラサイクリン系抗悪性腫瘍剤	●														
塩酸ロペラミド	止瀉剤				●											
エンタカポン	末梢COMT阻害剤	●														
オーラノフィン	RA寛解導入剤	●														
オキサリプラチン	抗悪性腫瘍剤	●														
オキシコドン塩酸塩水和物	癌疼痛治療剤	●														
オキシトロピウム臭化物（旧名：臭化オキシトロピウム）	抗コリン性気管支収縮抑制剤														●	
オフロキサシン	ニューキノロン系抗菌剤	●														
オメプラゾール	プロトンポンプインヒビター	●														
オロパタジン塩酸塩（旧名：塩酸オロパタジン）	アレルギー性疾患治療剤	●														
カプトプリル	ACE阻害剤	●														
カペシタビン	抗悪性腫瘍剤	●														
カルテオロール塩酸塩	β遮断剤	●													●	
カルバマゼピン	向精神作用性てんかん・躁状態治療剤	●														
カルボプラチン	抗悪性腫瘍白金錯化合物	●														
カンデサルタン　シレキセチル	アンジオテンシン-Ⅱ受容体拮抗剤	●														
カンデサルタン　シレキセチル・アムロジピンベシル酸塩	持続性アンジオテンシンⅠ受容体拮抗薬持続性Ca拮抗薬配合剤	●														
カンデサルタン　シレキセチル・ヒドロクロロチアジド	持続性アンジオテンシンⅠ受容体拮抗薬利尿薬配合剤	●														
ガチフロキサシン水和物	ニューキノロン系抗菌剤														●	
ガドキセト酸ナトリウム	MRI用肝臓造影剤												●			
ガドテリドール	MRI用造影剤	●														
ガドテル酸メグルミン	MRI用造影剤	●														
ガドペンテト酸メグルミン	MRI用造影剤	●														
ガランタミン臭化水素酸塩	アルツハイマー型認知症治療剤	●														
ガンシクロビル	抗ウイルス・DNAポリメラーゼ阻害剤												●			
ガンマオリザノール	高脂血症・心身症治療剤								●							
キナプリル塩酸塩（旧名：塩酸キナプリル）	ACE阻害剤	●														
クアゼパム	ベンゾジアゼピン系睡眠障害改善剤												●			
クエチアピンフマル酸塩（旧名：フマル酸クエチアピン）	抗精神病薬												●			
クラリスロマイシン	マクロライド系抗生物質	●							●				●			

参考資料

成分名	標榜薬効	味覚異常・味覚の異常	味覚障害	味覚・嗅覚異常	味覚の変調	味覚変化	味覚低下	味覚減退	味覚消失	味覚喪失	無味感	異味感	味覚倒錯	不快な味覚	苦味・苦み	金属味・金属味覚
クリンダマイシン	リンコマイシン系抗生物質														●	
クロファジミン	ハンセン病治療剤		●													
クロフェダノール塩酸塩	中枢性鎮咳剤						●									
クロミプラミン塩酸塩	うつ病・遺尿症治療剤	●														
クロルヘキシジン塩酸塩・ジフェンヒドラミン配合剤	口内用軟膏	●														
グアナベンズ酢酸塩	中枢性α2刺激剤														●	
グリメピリド	スルホニル尿素系血糖降下剤	●														
ケトチフェンフマル酸塩	アレルギー性疾患治療剤	●														
ゲムシタビン塩酸塩（旧名：塩酸ゲムシタビン）	代謝拮抗性抗悪性腫瘍剤	●														
ゲムツズマブオゾガマイシン（遺伝子組換え）	抗腫瘍性抗生物質結合抗CD33モノクローナル抗体	●														
コハク酸ソリフェナシン	過活動膀胱治療剤	●														
コルチコレリン（ヒト）	合成コルチコトロピン放出ホルモン（hCRH）														●	
コレスチミド	高コレステロール血症治療剤														●	
サキナビルメシル酸塩（旧名：メシル酸サキナビル）	HIVプロテアーゼ阻害剤	●														
酢酸ナファレリン	Gn-RH誘導体・子宮内膜症治療剤	●														
ザナミビル水和物	抗インフルエンザウイルス剤		●													
サニルブジン	抗ウイルス・HIV逆転写酵素阻害剤	●														
サラゾスルファピリジン	潰瘍性大腸炎治療・抗リウマチ剤	●														
サリドマイド	抗多発性骨髄腫剤	●														
サルポグレラート塩酸塩（旧名：塩酸サルポグレラート）	5-HT2ブロッカー	●														
サルメテロールキシナホ酸塩・フルチカゾンプロピオン酸エステル	長時間作動型気管支拡張β2刺激剤吸入ステロイド配合剤	●														
三酸化ヒ素	三酸化ヒ素製剤	●														
ザフィルルカスト	ロイコトリエン受容体拮抗・気管支喘息治療剤	●														
シアナミド	酒量抑制剤		●													
シクレソニド	吸入ステロイド剤	●														
シクロホスファミド水和物	ナイトロジェンマスタード系抗悪性腫瘍剤	●														
シスプラチン	抗悪性腫瘍白金錯化合物	●														
ジダノシン	抗ウイルス・HIV逆転写酵素阻害剤	●														

I 食事編

II 排泄編

III 睡眠編

IV 運動編

V 認知機能編

● 食事編

成分名	標榜薬効	検索用語													
		味覚異常・味覚の異常	味覚障害	味覚・嗅覚異常	味覚の変調	味覚変化	味覚低下	味覚減退	味覚消失	味覚喪失	無味感	異味感	味覚倒錯	不快な味覚	苦味・苦み	金属味・金属味覚
シナカルセト塩酸塩	二次性副甲状腺機能亢進症治療剤	●														
シプロフロキサシン	ニューキノロン系抗菌剤	●														
酒石酸トルテロジン	過活動膀胱治療剤												●			
シラザプリル水和物（別名：シラザプリル）	ACE阻害剤	●														
シルデナフィルクエン酸塩（旧名：クエン酸シルデナフィル）	ホスホジエステラーゼ5阻害薬	●						●								
シルニジピン	ジヒドロピリジン系Ca拮抗剤	●														
シロスタゾール	抗血小板剤	●														
シロドシン	選択的α1遮断剤														●	
シンバスタチン	HMG-CoA還元酵素阻害剤	●														
ジアゾキシド	高インスリン血性低血糖症治療剤							●								
ジクロフェナクナトリウム	フェニル酢酸系消炎鎮痛剤		●													
ジドブジン	抗ウイルス・HIV逆転写酵素阻害剤												●			
ジドブジン・ラミブジン	抗ウイルス化学療法剤												●			
ジラゼプ塩酸塩水和物	心・腎疾患治療剤												●			
スガマデクスナトリウム	筋弛緩回復剤	●														
スニチニブリンゴ酸塩	抗悪性腫瘍・キナーゼ阻害剤	●						●								
スプラタストトシル酸塩（旧名：トシル酸スプラタスト）	アレルギー性疾患治療剤	●														
スマトリプタン	5-HT$_{1B/1D}$受容体作動型片頭痛治療剤														●	
スリンダク	非ステロイド性消炎鎮痛剤	●														
セチリジン塩酸塩（別名：塩酸セチリジン）	持続性選択H$_1$受容体拮抗剤	●														
セビメリン塩酸塩水和物（旧名：塩酸セビメリン水和物）	口腔乾燥症状改善薬	●														
セフェピム塩酸塩水和物	セフェム系抗生物質	●														
セフォジジムナトリウム	セフェム系抗生物質		●													
セフタジジム水和物	セファロスポリン系抗生物質		●													
セフピロム硫酸塩	セフェム系抗生物質	●														
セラトロダスト	トロンボキサンA$_2$受容体拮抗剤	●														
セリプロロール塩酸塩（旧名：塩酸セリプロロール）	血管拡張性β$_1$遮断薬	●														
セレギリン塩酸塩（旧名：塩酸セレギリン）	パーキンソン病治療剤	●					●									
セレコキシブ	非ステロイド性消炎鎮痛剤	●														

参考資料

成分名	標榜薬効	味覚異常・味覚の異常	味覚障害	味覚・嗅覚異常	味覚の変調	味覚変化	味覚低下	味覚減退	味覚消失	味覚喪失	無味感	異味感	味覚倒錯	不快な味覚	苦味・苦み	金属味・金属味覚
ソブゾキサン	抗悪性腫瘍剤	●														
ソラフェニブトシル酸塩	抗悪性腫瘍・キナーゼ阻害剤	●														
ゾテピン	チエピン系統合失調症治療剤	●														
ゾニサミド	抗てんかん剤レボドパ賦活型パーキンソン病治療薬	●														
ゾルピデム酒石酸塩（別名：酒石酸ゾルピデム）	入眠剤	●														
ゾレドロン酸水和物	ビスホスホネート系骨吸収抑制剤	●														
タクロリムス水和物	免疫抑制剤	●														
タムスロシン塩酸塩	α₁遮断剤	●														
ダサチニブ水和物	抗悪性腫瘍剤（チロシンキナーゼインヒビター）	●														
ダナゾール	エチステロン誘導体	●														
ダントロレンナトリウム水和物	末梢性筋弛緩・悪性症候群治療剤	●														
チアプロフェン酸	チオフェン酢酸系消炎鎮痛剤	●														
チアマゾール	抗甲状腺剤	●						●								
チオトロピウム臭化物水和物（旧名：臭化チオトロピウム水和物）	長時間作用型吸入気管支拡張剤												●			
チオプロニン	代謝改善解毒剤・シスチン尿症治療剤	●														
チクロピジン塩酸塩	抗血小板剤		●													
チザニジン塩酸塩	筋緊張緩和剤														●	
テガフール	抗悪性腫瘍剤	●														
テガフール・ウラシル	抗悪性腫瘍剤	●														
テガフール・ギメラシル・オテラシルカリウム	抗悪性腫瘍剤	●														
テトロホスミンテクネチウム（99mTc）	放射性心筋シンチグラフィ剤															●
テノホビル ジソプロキシルフマル酸塩（旧名：フマル酸テノホビル ジソプロキシル）	抗ウイルス・HIV逆転写酵素阻害剤	●														
テムシロリムス	抗悪性腫瘍剤（mTOR阻害剤）	●							●							
テモカプリル塩酸塩（旧名：塩酸テモカプリル）	ACE阻害剤	●														
テモゾロミド	抗悪性腫瘍剤	●														
テリスロマイシン	ケトライド系抗生物質	●	●													
テルビナフィン塩酸塩（旧名：塩酸テルビナフィン）	アリルアミン系抗真菌剤	●							●							

● 食事編

成分名	標榜薬効	検索用語													
		味覚の異常・味覚異常	味覚障害	嗅覚・味覚異常	味覚の変調	味覚変化	味覚低下	味覚減退	味覚消失	味覚喪失	無味感	異味感	味覚倒錯	不快な味覚	苦味・苦み	金属味・金属味覚
テルミサルタン・アムロジピンベシル酸塩	胆汁排泄型持続性AT₁受容体ブロッカー持続性Ca拮抗薬合剤	●														
デキサメタゾン	副腎皮質ホルモン	●														
デュロキセチン塩酸塩	セロトニン・ノルアドレナリン再取り込み阻害剤	●														
デラビルジンメシル酸塩（旧名：メシル酸デラビルジン）	抗ウイルス・HIV逆転写酵素阻害剤												●			
デラプリル塩酸塩（旧名：塩酸デラプリル）	ACE阻害剤	●														
トスフロキサシントシル酸塩水和物（別名：トシル酸トスフロキサシン）	ニューキノロン系抗菌剤	●														
トピラマート	抗てんかん剤	●														
トラスツズマブ（遺伝子組換え）	抗HER2ヒト化モノクローナル抗体抗悪性腫瘍剤	●														
トラゾドン塩酸塩（旧名：塩酸トラゾドン）	トリアゾロピリジン系抗うつ剤	●														
トラピジル	循環機能改善剤	●														
トラマゾリン塩酸塩（旧名：塩酸トラマゾリン）	イミダゾリン系血管収縮剤		●													
トリアゾラム	ベンゾジアゼピン系睡眠導入剤					●										
トリアムシノロンアセトニド	副腎皮質ホルモン，眼科手術補助剤	●						●								
トリミプラミンマレイン酸塩（旧名：マレイン酸トリミプラミン）	抗うつ剤	●														
ドカルパミン	ドパミンプロドラッグ														●	
ドキシフルリジン	抗悪性腫瘍フルオロウラシルプロドラッグ	●														
ドキソルビシン塩酸塩	アントラサイクリン系抗悪性腫瘍剤	●											●			
ドスレピン塩酸塩（旧名：塩酸ドスレピン）	うつ病・うつ状態治療剤														●	
ドセタキセル水和物	タキソイド系抗悪性腫瘍剤	●														
ドルゾラミド塩酸塩（旧名：塩酸ドルゾラミド）	炭酸脱水酵素阻害剤														●	
ドルゾラミド塩酸塩・チモロールマレイン酸塩	炭酸脱水酵素阻害剤 β-遮断剤配合剤 緑内障・高眼圧症治療剤														●	
ナテグリニド	速効型食後血糖降下剤	●														
ナフトピジル	排尿障害改善剤	●														
ニコチン	禁煙補助剤	●												●	●	
ニプラジロール	β遮断剤			●												
ニロチニブ塩酸塩水和物	抗悪性腫瘍剤（チロシンキナーゼインヒビター）	●														

参考資料

成分名	標榜薬効	味覚異常・味覚の異常	味覚障害	嗅覚異常	味覚・味覚異常	味覚の変調	味覚変化	味覚低下	味覚減退	味覚消失	味覚喪失	無味感	異味感	味覚倒錯	不快な味覚	苦味・苦み	金属味・金属味覚
ネダプラチン	抗悪性腫瘍白金錯化合物	●															
ネビラピン	HIV-1逆転写酵素阻害剤									●				●			
ネララビン	抗悪性腫瘍剤	●															
ネルフィナビルメシル酸塩（旧名：メシル酸ネルフィナビル）	抗ウイルス化学療法剤	●								●							
ノナコグアルファ（遺伝子組換え）	遺伝子組換え血液凝固第IX因子製剤	●															
ノルトリプチリン塩酸塩	三環系情動調整剤	●															
バクロフェン	抗痙縮GABA誘導体	●															
バルサルタン	選択的AT₁受容体遮断剤	●															
バルサルタン・アムロジピンベシル酸塩	選択的AT₁受容体ブロッカー 持続性Ca拮抗薬合剤	●															
バルサルタン・ヒドロクロロチアジド	選択的AT₁受容体ブロッカー 利尿薬合剤	●															
バレニクリン酒石酸塩	α4β2ニコチン受容体部分作動薬	●															
バルガンシクロビル塩酸塩	抗サイトメガロウイルス化学療法剤													●			
パクリタキセル	抗悪性腫瘍剤	●							●					●			
パニツムマブ（遺伝子組換え）	抗悪性腫瘍剤・ヒト型抗EGFRモノクローナル抗体	●															
ヒトチロトロピンアルファ（遺伝子組換え）	遺伝子組換え甲状腺癌診断補助剤	●															
ビノレルビン酒石酸塩（旧名：酒石酸ビノレルビン）	ビンカアルカロイド系抗悪性腫瘍剤	●															
ビンデシン硫酸塩（旧名：硫酸ビンデシン）	抗悪性腫瘍剤	●					●										
ビンブラスチン硫酸塩	抗悪性腫瘍vincaアルカロイド	●															
ピオグリタゾン塩酸塩・グリメピリド	チアゾリジン系薬スルホニルウレア系薬配合剤2型糖尿病治療剤	●															
ピオグリタゾン塩酸塩・メトホルミン塩酸塩	チアゾリジン系薬ビグアナイド系薬配合剤 2型糖尿病治療剤	●															
ピタバスタチンカルシウム	HMG-CoA還元酵素阻害剤	●															
ピルフェニドン	抗線維化剤	●															
ピルメノール塩酸塩水和物（旧名：塩酸ピルメノール）	不整脈治療剤															●	
ピロカルピン塩酸塩	緑内障治療剤，口腔乾燥症状改善剤	●															
ピロミド酸	抗菌性化学療法剤															●	
ビンクリスチン硫酸塩	抗悪性腫瘍剤		●														
ファモチジン	H₂受容体拮抗剤	●															
フェノフィブラート	高脂血症治療剤	●															

● 食事編

成分名	標榜薬効	味覚異常・味覚の異常	味覚障害	味覚・嗅覚異常	味覚の変調	味覚変化	味覚低下	味覚減退	味覚消失	味覚喪失	無味感	異味感	味覚倒錯	不快な味覚	苦味・苦み	金属味・金属味覚
フェンタニル	経皮吸収型持続性癌疼痛治療剤	●														
フェンタニルクエン酸塩	ピペリジン系鎮痛剤	●														
腹膜透析液	腹膜透析用剤								●							
フドステイン	気道分泌細胞正常化剤	●														
フルオロウラシル	抗悪性腫瘍代謝拮抗剤	●														
フルコナゾール	トリアゾール系抗真菌剤												●			
フルタミド	非ステロイド性抗アンドロゲン剤		●													
フルダラビンリン酸エステル（旧名：リン酸フルダラビン）	抗悪性腫瘍剤	●														
フルチカゾンプロピオン酸エステル（旧名：プロピオン酸フルチカゾン）	副腎皮質ホルモン	●														
フルトプラゼパム	ベンゾジアゼピン系持続性心身安定剤														●	
フルニトラゼパム	睡眠および麻酔導入剤														●	
フルバスタチンナトリウム	HMG-CoA還元酵素阻害剤	●														
フルボキサミンマレイン酸塩（旧名：マレイン酸フルボキサミン）	選択的セロトニン再取り込み阻害剤（SSRI）	●													●	
フルラゼパム塩酸塩	ベンゾジアゼピン系催眠調整剤														●	
フレカイニド酢酸塩（旧名：酢酸フレカイニド）	不整脈治療剤	●													●	
フロセミド	ループ利尿剤	●														
ブシラミン	抗リウマチ剤	●														
ブスルファン	アルキル化剤	●														
ブセレリン酢酸塩（旧名：酢酸ブセレリン）	視床下部ホルモンGnRH誘導体			●												
ブリンゾラミド	炭酸脱水酵素阻害剤												●			
ブロチゾラム	チエノトリアゾロジアゼピン系睡眠導入剤	●														
プラバスタチンナトリウム	HMG-CoA還元酵素阻害剤	●														
プラミペキソール塩酸塩水和物（旧名：塩酸プラミペキソール水和物）	ドパミン作動性パーキンソン病治療剤　レストレスレッグス症候群治療剤														●	
プラリドキシムヨウ化物（旧名：ヨウ化プラリドキシム）	有機リン中毒解毒剤														●	
プラルモレリン塩酸塩（旧名：塩酸プラルモレリン）	成長ホルモン分泌不全症診断剤														●	
プランルカスト水和物	ロイコトリエン受容体拮抗剤	●														

参考資料

成分名	標榜薬効	味覚異常・味覚の異常	味覚障害	嗅覚・味覚異常	味覚の変調	味覚変化	味覚低下	味覚減退	味覚消失	味覚喪失	無味感	異味感	味覚倒錯	不快な味覚	苦味・苦み	金属味・金属味覚
プレガバリン	末梢性神経障害性疼痛治療剤	●														
プログルメタシンマレイン酸塩（旧名：マレイン酸プログルメタシン）	インドール酢酸系消炎鎮痛剤		●												●	
プロチレリン酒石酸塩水和物	TSH・高次中枢機能調整剤											●				
プロパフェノン塩酸塩（別名：塩酸プロパフェノン）	不整脈治療剤												●			
プロピベリン塩酸塩（旧名：塩酸プロピベリン）	尿失禁・頻尿治療剤	●														
プロピルチオウラシル	抗甲状腺剤	●						●							●	
ヘキサキス（2-メトキシイソブチルイソニトリル）テクネチウム（99mTc）	放射性医薬品														●	
ベクロメタゾンプロピオン酸エステル	副腎皮質ホルモン		●													
ベザフィブラート	高脂血症治療剤	●														
ベナゼプリル塩酸塩（旧名：塩酸ベナゼプリル）	ACE阻害剤		●													
ベバシズマブ（遺伝子組換え）	抗VEGFヒト化モノクローナル抗体 抗悪性腫瘍剤	●														
ベンダムスチン塩酸塩	抗悪性腫瘍剤	●														
ペグインターフェロンアルファ-2a（遺伝子組換え）	ペグインターフェロン-α-2a製剤	●														
ペグインターフェロンアルファ-2b（遺伝子組換え）	ペグインターフェロン-α-2b製剤		●													
ペニシラミン	リウマチ・ウイルソン病治療・金属解毒剤	●														
ペメトレキセドナトリウム水和物	代謝拮抗性抗悪性腫瘍剤	●														
ペリンドプリルエルブミン	ACE阻害剤	●													●	
ペルゴリドメシル酸塩（旧名：メシル酸ペルゴリド）	抗パーキンソン剤		●													
ペンタミジンイセチオン酸塩（旧名：イセチオン酸ペンタミジン）	カリニ肺炎治療剤		●													
ホスカルネットナトリウム水和物	抗ウイルス・DNAポリメラーゼ阻害剤												●			
ホスフルコナゾール	フルコナゾールプロドラッグ												●			
ホリナートカルシウム	抗葉酸代謝拮抗剤	●														
ボグリボース	α-グルコシダーゼ阻害・食後過血糖改善剤	●														
ボリコナゾール	深在性真菌症治療剤	●														
ボルテゾミブ	抗悪性腫瘍剤	●						●								
ポリドカノール	静脈瘤硬化剤	●														
マジンドール	食欲抑制剤														●	

● 食事編

成分名	標榜薬効	検索用語													
		味覚異常・味覚の異常	味覚障害	嗅覚・味覚異常	味覚の変調	味覚変化	味覚低下	味覚減退	味覚消失	味覚喪失	無味感	異味感	味覚倒錯	不快な味覚	苦味・苦み	金属味・金属味覚
マニジピン塩酸塩（別名：塩酸マニジピン）	ジヒドロピリジン系Ca拮抗剤	●														
マプロチリン塩酸塩	四環系抗うつ剤	●													●	
マラビロク	抗ウイルス化学療法剤（CCR5阻害剤）	●							●							
ミグリトール	糖尿病食後過血糖改善剤	●														
ミコナゾール	フェネチルイミダゾール系抗真菌剤	●														
ミゾリビン	核酸合成阻害イミダゾール系免疫抑制剤	●														
ミトキサントロン塩酸塩（旧名：塩酸ミトキサントロン）	アントラキノン系抗悪性腫瘍剤	●														
ミトタン	副腎皮質ホルモン合成阻害剤	●														
ミノサイクリン塩酸塩	テトラサイクリン系抗生物質	●														
ミルナシプラン塩酸塩（旧名：塩酸ミルナシプラン）	セロトニン・ノルアドレナリン再取り込み阻害剤（SNRI）	●														
メキシレチン塩酸塩	不整脈治療・糖尿病性神経障害治療剤	●														
メキタジン	フェノチアジン系抗ヒスタミン剤	●														
メシル酸ガレノキサシン水和物	ニューキノロン系抗菌剤		●													
メスナ	イホスファミド・シクロホスファミド泌尿器系障害発現抑制剤	●														
メタンフェタミン塩酸塩	アンフェタミン系覚醒剤													●		
メトトレキサート	葉酸代謝拮抗剤・抗リウマチ剤	●														
メトプロロール酒石酸塩	β1遮断剤	●														
メトホルミン塩酸塩	ビグアナイド系血糖降下剤	●														
メトロニダゾール	抗トリコモナス剤	●														
メルファラン	造血幹細胞移植前処置・抗多発性骨髄腫アルキル化剤	●														
メロキシカム	非ステロイド性消炎鎮痛剤		●													
モキシフロキサシン塩酸塩（旧名：塩酸モキシフロキサシン）	ニューキノロン系抗菌剤	●	●												●	
モサプリドクエン酸塩水和物（別名：クエン酸モサプリド）	消化管運動促進剤	●														
モフェゾラク	イソキサゾール系消炎鎮痛剤	●														
モメタゾンフランカルボン酸エステル（旧名：フランカルボン酸モメタゾン）	副腎皮質ホルモン	●	●													

参考資料

成分名	標榜薬効	味覚異常・味覚の異常	味覚障害	味覚・嗅覚異常	味覚の変調	味覚変化	味覚低下	味覚減退	味覚消失	味覚喪失	無味感	異味感	味覚倒錯	不快な味覚	苦味・苦み	金属味・金属味覚
ヨウ化カリウム	ヨウ素剤															●
15-(4-ヨードフェニル)-3(R, S)-メチルペンタデカン酸(^{123}I)注射液	放射性医薬品・心疾患診断薬	●														
ラパチニブトシル酸塩水和物	抗悪性腫瘍剤チロシンキナーゼ阻害剤	●														
ラベプラゾールナトリウム	プロトンポンプインヒビター	●													●	
ラマトロバン	プロスタグランジンD$_2$・トロンボキサンA$_2$受容体拮抗剤	●														
ランソプラゾール	プロトンポンプインヒビター	●														
ランソプラゾール・アモキシシリン水和物・クラリスロマイシン	ヘリコバクター・ピロリ除菌用組み合わせ製剤	●														
ランソプラゾール・アモキシシリン水和物・メトロニダゾール	プロトンポンプインヒビター・合成ペニシリン製剤・抗トリコモナス剤	●														
リザトリプタン安息香酸塩（旧名：安息香酸リザトリプタン）	5-HT$_{1B/1D}$受容体作動型片頭痛治療剤	●														
リシノプリル水和物	ACE阻害剤	●														
リセドロン酸ナトリウム水和物	ビスホスホネート系骨吸収抑制剤	●														
リトナビル	抗ウイルス・HIVプロテアーゼ阻害剤												●			
リネゾリド	オキサゾリジノン系合成抗菌剤						●						●			
リバビリン	抗ウイルス剤	●	●													
リファブチン	抗酸菌症治療薬	●														
リマプロスト　アルファデクス	プロスタグランジンE$_1$誘導体	●														
リュープロレリン酢酸塩（旧名：酢酸リュープロレリン）	LH-RH誘導体	●														
硫酸クロピドグレル	抗血小板剤	●														
リルゾール	筋萎縮性側索硬化症用剤		●													
リン酸一水素カリウム・無機塩類配合剤	人工唾液					●										
ルリオクトコグアルファ（遺伝子組換え）	遺伝子組換え型血液凝固第VIII因子	●														
レトロゾール	アロマターゼ阻害・閉経後乳癌治療剤		●													
レナリドミド水和物	抗造血器悪性腫瘍剤	●														
レバミピド	胃炎・胃潰瘍治療剤	●														
レフルノミド	抗リウマチ剤		●													
レボセチリジン塩酸塩	持続性選択H$_1$受容体拮抗・アレルギー性疾患治療剤	●														

● 食事編

成分名	標榜薬効	検索用語													
		味覚の異常・味覚異常	味覚障害	嗅覚・味覚異常	味覚の変調	味覚変化	味覚低下	味覚減退	味覚消失	味覚喪失	無味感	異味感	味覚倒錯	不快な味覚	苦味・苦み	金属味・金属味覚
レボドパ	抗パーキンソン剤	●														
レボドパ・カルビドパ水和物	パーキンソニズム治療剤	●														
レボフロキサシン水和物（別名：レボフロキサシン）	ニューキノロン系抗菌剤	●							●							
レボホリナートカルシウム	活性型葉酸製剤	●														
ロキシスロマイシン	酸安定性マクロライド系抗生物質	●														
ロサルタンカリウム	アンジオテンシン-II受容体拮抗剤		●													
ロサルタンカリウム・ヒドロクロロチアジド	持続性ARB利尿薬合剤		●													
ロピナビル・リトナビル	抗ウイルス化学療法剤	●											●			
ロフェプラミン塩酸塩（旧名：塩酸ロフェプラミン）	うつ病・うつ状態治療剤														●	
ロフラゼプ酸エチル	ベンゾジアゼピン系持続性心身安定剤												●			
ロベンザリットニナトリウム	慢性関節リウマチ治療剤												●			
ロミプロスチム（遺伝子組換え）	血小板造血刺激因子製剤 トロンボポエチン受容体作動薬	●														
ロラタジン	持続性選択H₁受容体拮抗アレルギー疾患治療剤		●													
ロルノキシカム	オキシカム系消炎鎮痛剤														●	

II 排泄編

- 排泄領域では，尿，便，汗を対象にチェックしていく。便秘や下痢に関しては患者自らが状態の異常を伝えてくれることが多いが，頻尿や尿失禁は自ら相談することを控えることが多い。プライバシーに配慮しつつ，こちらから聞き取ることを心がけたい。また，暑いときにまったく汗をかいていない患者もいる。よく観察することが大切である。

- 患者の言葉，キーワード ………………………………… 33
  体調チェック・フローチャート ………………………… 34
  症例とその解説 …………………………………………… 37
  確認問題 …………………………………………………… 39
  確認問題回答例 …………………………………………… 40
  参考資料
    排泄に使う薬剤の作用機序 ……………………………… 41
    紙おむつ・尿取りパッドの分類と使用方法 ………… 43

患者の言葉，キーワード

　以下のようなキーワードを想定しながら会話や観察をすることにより，患者の状態のチェックを行う。すべての事項を一度にチェックすることは難しいが，徐々に増やし，それを記録に残すことで，患者の状態をより正確に把握できるようになる。

領域	チェック項目	質問例
排泄（排尿）	排尿回数（昼間） 排尿回数（夜間） 尿意切迫感 切迫性尿失禁 腹圧性尿失禁 溢尿性尿失禁 排尿困難 尿閉	朝起きてから寝るまでに，何回くらい尿をしましたか？ 夜寝てから朝起きるまでに，何回くらい尿をするために起きましたか？ 急に尿がしたくなり，我慢が難しいことがありませんか？ 急に尿がしたくなり，我慢できずに尿をもらすことがありませんか？ 咳をしたり，力むと尿がもれてしまうことはありませんか？ 尿が自覚なしにあふれ出てしまうことはありませんか？ 尿が出にくいことはありませんか？
排泄（排便）	大便の回数，出具合 快便 下痢（1日3回以上） 軟便 便秘（2～3日に1回） 便量 コロコロ便（兎糞） 出にくい（便排出困難） 便の色	大便の回数は1日何回ですか？ 気持ちよく排便できますか？ 下痢していませんか？ 軟便気味ではないですか？ お腹は張りませんか？ 1回の量はどうですか？ うさぎの糞のような硬くてコロコロした便ですか？ 排便に時間がかかり，かつ出にくくないですか？ 便の色が黒くなっていませんか？
排泄（汗）	汗が出る（自汗） 汗をかかない（無汗） 冷や汗（冷汗）	少し動いただけで汗をかきませんか？　汗ばんでいませんか？ 汗をかかないですか？ 冷や汗をかきませんか？

排泄……1

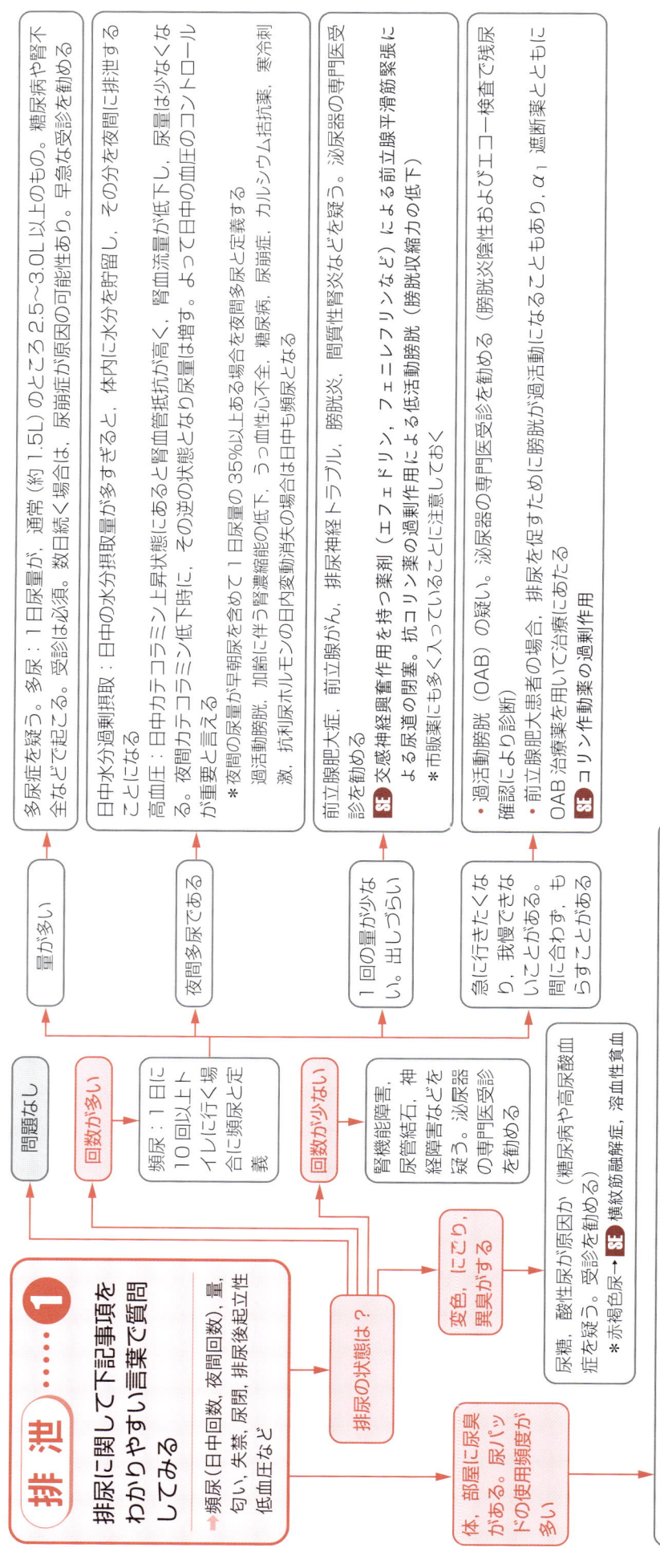

排尿に関して下記事項をわかりやすい言葉で質問してみる

→ 頻尿（日中回数、夜間回数）、量、匂い、失禁、尿閉、排尿後起立性低血圧など

排尿の状態は？

- 量が多い
- 問題なし
- 回数が多い
- 回数が少ない
- 変色、にごり、異臭がする
- 体、部屋に尿臭がある。尿パッドの使用頻度が多い

量が多い

多尿症を疑う。多尿：1日尿量が、通常（約1.5L）のところ2.5〜3.0L以上のもの。1日尿量が、体内に水分を貯留し、そのため夜間に排泄する。尿量は少なくなる。尿崩症が原因の可能性あり、早急な受診を勧める。全般での受診は必須。受診までに、数日続く場合は、尿崩症の可能性あり、早急な受診を勧める。糖尿病や腎不全などで起こる。

日中水分過剰摂取：日中の水分摂取量が多すぎると、体内にカテコラミン上昇状態にあると腎血管抵抗が高く、腎血流量が低下し、尿量は少なくなる。夜間にカテコラミン低下時に、その逆の状態となり尿量は増す。よって日中の血圧のコントロールが重要と言える

高血圧：日中カテコラミン上昇状態にあると腎血管抵抗が高く、腎血流量が低下し、尿量は少なくなる。夜間にカテコラミン低下時に、その逆の状態となり尿量は増す。よって日中の血圧のコントロールが重要と言える

夜間多尿である

*夜間の尿量が早朝尿を含めて1日尿量の35%以上ある場合を夜間多尿と定義する
過活動膀胱、加齢に伴う腎濃縮能の低下、うっ血性心不全、糖尿病、尿崩症、カルシウム拮抗薬、寒冷刺激、抗利尿ホルモンの日内変動消失の場合は日中も頻尿となる

1回の量が少ない。出しづらい

前立腺肥大症、前立腺がん、排尿神経トラブル、膀胱炎、間質性腎炎などを疑う。泌尿器の専門医受診を勧める

SE 交感神経興奮作用を持つ薬剤（エフェドリン、フェニレフリンなど）による尿道の閉塞、抗コリン薬の過剰作用による前立腺平滑筋緊張による低活動膀胱（膀胱収縮力の低下）
＊市販薬にも多く入っていることに注意しておく

急に行きたくなり、我慢できないことがある。間に合わず、もらすことがある

- 過活動膀胱（OAB）の疑い。泌尿器の専門医受診を勧める。排尿を促すために膀胱が過活動になる（膀胱炎陰性およびエコー検査で残尿確認により診断）
- 前立腺肥大患者の場合、OAB治療薬を用いての治療にあたる

SE コリン作動薬の過剰作用

回数が多い

頻尿：1日に10回以上トイレに行く場合を頻尿と定義

回数が少ない

腎機能障害、尿路結石、神経障害などを疑う。泌尿器の専門医受診を勧める

変色、にごり、異臭がする

尿糖、酸性尿が原因か（糖尿病や高尿酸血症を疑う。受診を勧める。**SE** 横紋筋融解症、溶血性貧血
＊赤褐色尿→

尿失禁がある患者にはこのポイントを押さえる

尿失禁への対策は取られているかチェック！泌尿器や認知症の専門医への受診が必要。見て見ぬふりをしないこと
SE 尿失禁を起こしやすい薬剤をチェック

頻尿や失禁がある患者にはこのポイントを押さえる

① 日中回数、夜間回数の聴き取りを。どの時間の回数が多くて大変なのか？ 各回の排尿はどのくらいの量か？
② 薬剤使用は？ ある場合、効果は出ているのか？
③ トイレの場所は？ 部屋から遠い、屋外にある、転倒の危険性が大きいなどの場合
🧓 ポータブルトイレの購入（特定福祉用具として介護保険利用できる場合がある）や住宅改修を勧める。トイレは洋式の保温便座を推奨。十分な明るさの確保や手すりの設置も大切
④ 尿パッド、おむつの適正使用を勧める
尿パッド：回数、失禁量に応じた選択
おむつ：寝たきり（テープ止め）自力可能（はくパンツ、洗える失禁パンツ）
🧓 自治体によってはおむつなどの現物や引換券を支給している場合があるので紹介するとよい

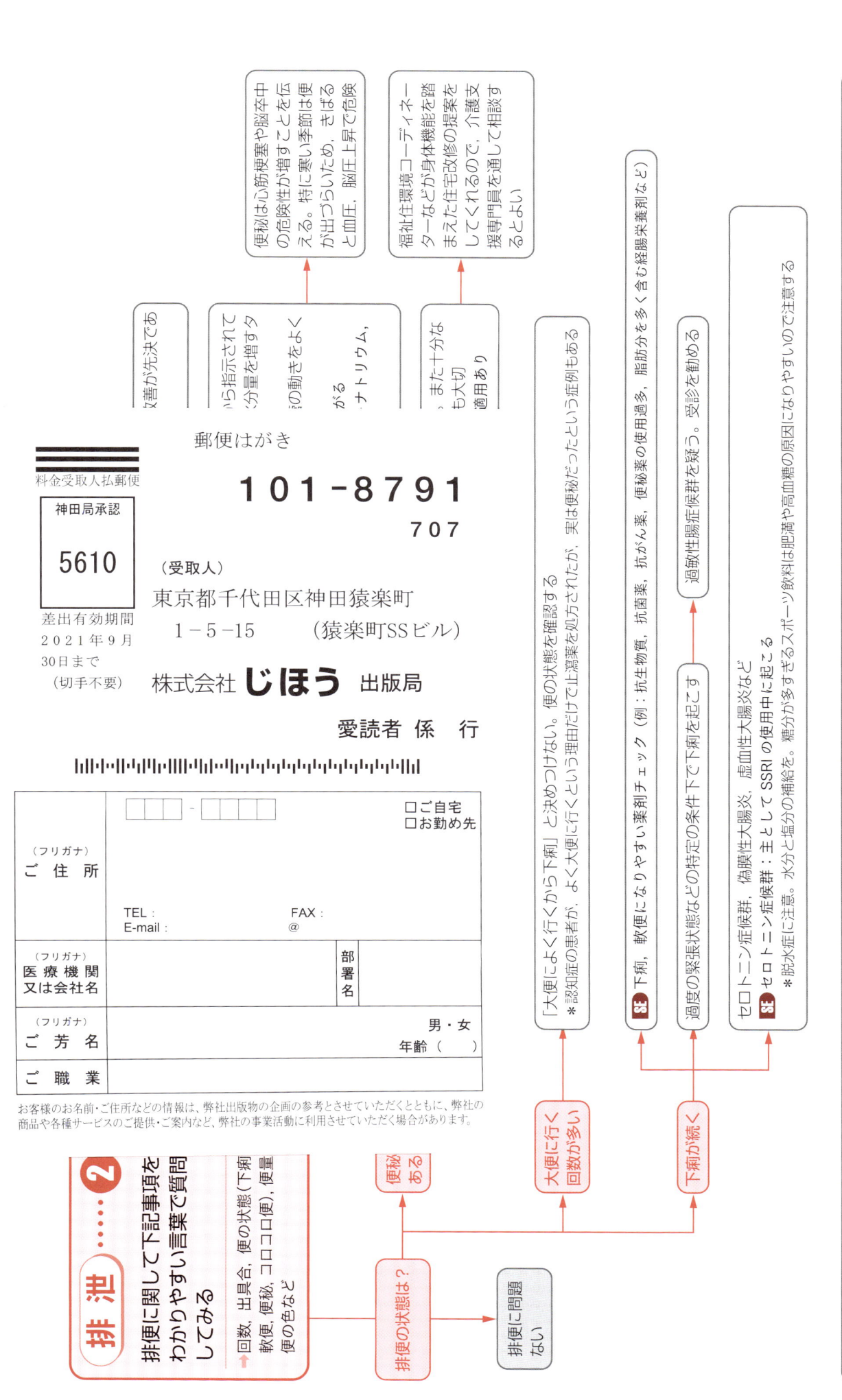

II 排泄編

排泄……②

排便に関して下記事項をわかりやすい言葉で質問してみる

回数、出具合、便の状態（下痢、軟便、コロコロ便）、便量、便秘、便の色など

↓

排便の状態は？

- 排便に問題ない
- 便秘ある
- 大便によく行く回数が多い
- 下痢が続く

便秘ある → 便秘は心筋梗塞や脳卒中の危険性が増すことを伝える。特に寒い季節は便が出づらいため、きばると血圧、脳圧上昇で危険

医師から指示されて水分量を増やす
腸の動きをよくする
ナトリウム、鉄分など

福祉住環境コーディネーターなどが身体機能を踏まえた住宅改修の提案をしてくれるので、介護支援専門員を通して相談するとよい

改善が先決である
また十分な水分も大切
適用あり

大便によく行く → 「大便によく行くから下痢」と決めつけない。便の状態を確認する
* 認知症の患者が、よく大便に行くという理由だけで止瀉薬を処方されていたが、実は便秘だったという症例もある

下痢、軟便になりやすい薬剤チェック（例：抗生物質、抗菌薬、抗がん薬、便秘薬の使用過多、脂肪分を多く含む経腸栄養剤など）

過度の緊張状態などの特定の条件下で下痢を起こす → 過敏性腸症候群を疑う。受診を勧める

セロトニン症候群、偽膜性大腸炎、虚血性大腸炎など

SE セロトニン症候群：主としてSSRIの使用中に起こる
* 脱水症に注意。水分と塩分の補給を。糖分が多すぎるスポーツ飲料は肥満や高血糖の原因になりやすいので注意する

排便反射
①S字結腸から直腸に便が送り込まれる→②直腸が脊髄へ信号を出す→③直腸からの信号が大脳に伝わる→④便意を感じる→⑤排便反射運動を利用し、患者が便意、尿意を訴えたらすぐにトイレに誘導する。タイミングをはずさなければ「自然排便」ができる。しかし、タイミングを逃がすと排便反射が起こりにくくなり、最終的には下剤や浣腸を使わざるを得なくなる

郵便はがき
料金受取人払郵便
神田局承認 5610
差出有効期間 2021年9月30日まで（切手不要）

101-8791
707

（受取人）
東京都千代田区神田猿楽町
1-5-15 （猿楽町SSビル）
株式会社 **じほう** 出版局
愛読者 係 行

（フリガナ）ご住所	□ご自宅 □お勤め先 TEL： FAX： E-mail： @
（フリガナ）医療機関又は会社名	部署名
（フリガナ）ご芳名	男・女 年齢（ ）
ご職業	

お客様のお名前・ご住所などの情報は、弊社出版物の企画の参考とさせていただくとともに、弊社の商品や各種サービスのご提供・ご案内など、弊社の事業活動に利用させていただく場合があります。

排泄 ……❸

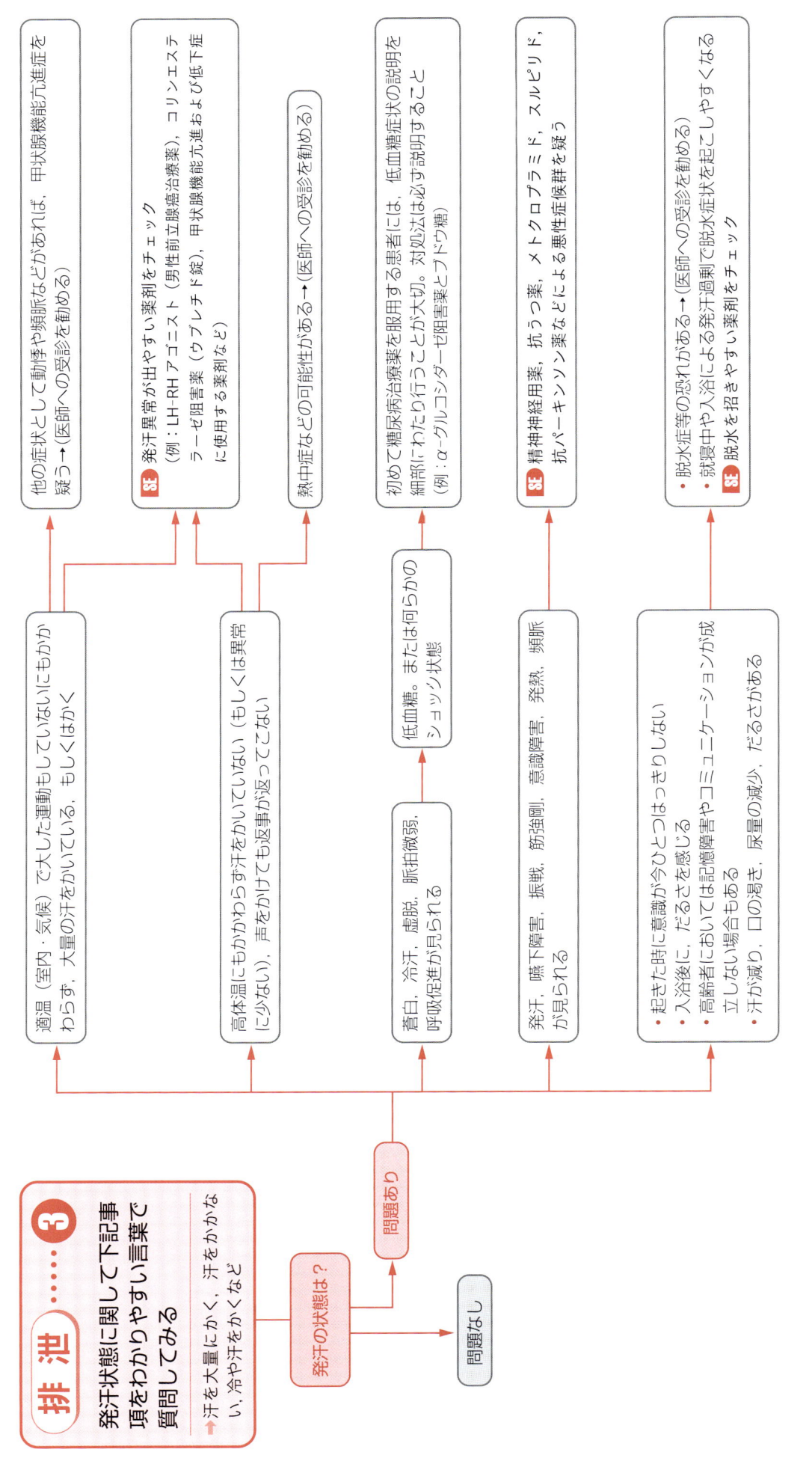

発汗状態に関して下記事項をわかりやすい言葉で質問してみる

→ 汗を大量にかく、汗をかかない、冷や汗をかくなど

発汗の状態は？

- 問題あり
- 問題なし

問題ありの場合

過温（室内・気候）で大した運動もしていないにもかかわらず、大量の汗をかいている。もしくはかく
→ 他の症状として動悸や頻脈などがあれば、甲状腺機能亢進症を疑う→（医師への受診を勧める）
→ 発汗異常が出やすい薬剤をチェック（例：LH-RHアゴニスト（男性前立腺癌治療薬）、コリンエステラーゼ阻害薬（ウブレチド錠）、甲状腺機能亢進および低下症に使用する薬剤など）

高体温にもかかわらず汗をかいていない（もしくは異常に少ない）、声をかけても返事が返ってこない
→ 熱中症などの可能性がある→（医師への受診を勧める）

蒼白、冷汗、虚脱、脈拍微弱、呼吸促進が見られる
→ 低血糖、または何らかのショック状態
→ 初めて糖尿病治療薬を服用する患者には、低血糖症状の説明を細部にわたり行うことが大切。対応法は必ず説明すること（例：α-グルコシダーゼ阻害薬とブドウ糖）

発汗、嚥下障害、振戦、筋強剛、意識障害、発熱、頻脈が見られる
→ 精神神経用薬、抗うつ薬、メトクロプラミド、スルピリド、抗パーキンソン薬などによる悪性症候群を疑う

起きた時に意識が今ひとつはっきりしない・入浴後に、だるさを感じる・高齢者においては記憶障害やコミュニケーションが成立しない場合もある・汗が減り、口の渇き、尿量の減少、だるさがある
→ ・脱水症等の恐れがある→（医師への受診を勧める）
・就寝中や入浴による発汗過剰で脱水症を起こしやすくなる
→ 脱水を招きやすい薬剤をチェック

発汗状態に問題のある患者にはこのポイントを押さえる

高齢者は口渇を感じにくくなっていたり、頻尿や尿失禁を気にするあまり、水分補給がおろそかになっているケースがある。結果、脱水状態となり、水分補給がおろそかになる食事摂取不良、意識レベルの異常（コミュニケーション不良）や熱中症などを引き起こすことが多い。脱水症状の隠れた原因である目に見えない発汗（入浴中や就寝中）も考慮に入れること。また、利尿薬は体の水分調節に大きく影響するので、服用中の患者には特に注意する（入浴前後、睡眠前、睡眠時。適度な量の水分摂取を勧めることが大切。起床時の水分補給は大切。起床時の冷水の飲用は排便促進にもつながる）

症例とその解説

　排泄の話はデリケートな領域であるため，質問のしかたにも細心の注意が必要である。例えば，大きな声で尿や便に関する質問をすることは，患者の尊厳を損ないかねない。だからといって，排泄の話題に触れないのでは，薬に携わる薬剤師として仕事を果たせないことになる。

　そのため，「おしっこの調子はどうですか？」などと漠然と聞くのではなく，出具合，尿量，残尿感を感覚としてどう捉えているのかを，具体的に聞いてみることをお勧めする。特に回数については，日中，夜間などの時間帯に分けて聞いておくことも重要である。これらを薬歴に記録しておけば，後々，何らかの変化が出た際の参考とすることができ，記録が生きることとなる。

症例1：70歳代　男性　頻尿と失禁で外出が苦痛に

前立腺肥大による頻尿。先日，旅行中のバス車内で尿を微量漏らしてしまった。以後，「またやってしまうかも…」という強迫観念で遠出ができなくなった。会社勤めの頃は体力も充実しており，その頃と現状との落差に苦しんでいる。頻尿の改善としてナフトピジル（$α_1$遮断薬）を服用していたが効果が見られず，患者自身があきらめてしまい，効果がないこと自体医師に伝えていなかった。そこで，あきらめる必要はないと薬剤師が説明し，医師に情報提供したうえ，2カ月かけて薬用量を上げていった。最終的には患者の尿の出具合がよくなり，頻尿が改善した。薬局で勧められた軽度尿失禁対応パンツにも「これでまた温泉に行ける」と大変喜び，これまで通りバス旅行にも出かけられるようになった。

解説

　尿や便の状態に問題があると患者のQOLは低下する。排泄状況の改善は患者のQOL向上に直結するとともに，人生の質を底上げし，人間としての尊厳を取り戻すといっても過言ではない。

　40歳以上の女性3～4人に1人は尿失禁を経験していると言われるが，「年だからしようがない」という意識であり，「どの程度の失禁で受診すべきなのか」わからないとも言われている。このことからもわかるように，潜在的な患者が多数いるにもかかわらず，受診につながらないケースが相当多いと考えられる。

　男性も同様で，前立腺肥大の症状を自覚していてもプライドが邪魔をして受診せずに放置しているケースがある。また，すでに排尿状況を改善するための薬を服用しているが，その効果が不十分にもかかわらず，そのことを医師や薬剤師に伝え切れていない患者も多くいると考えられる。排泄はデリケートな領域であるとともに，患者のプライドも絡むことから，患者自ら排泄に関する事項を口にしにくい。そのため，薬剤師が排泄に関する状況や問題点を聞き出すことが重要である。

症例2：80歳代　女性　頻尿改善薬の服用時点を変更

頻尿改善のための薬を朝食後に飲んでいる。聞き取りの際，日中は頻尿があまりひどくないが，夜間に30～40分おきに起きてしまい苦痛に思っていることが判明した。そこで医師と話し合い，服用時点を朝食後から夕食後に変更した。その結果，夜間の起床は2時間おきとなり，以前より改善されることとなった。

● 排泄編

解説

頻尿を含む排尿障害の改善に関する薬の効果を見るには，当たり前ではあるが，服用する前の出具合，尿量，残尿感，回数等を把握し，薬歴に記録しておくことが大切である。次回，つまり服用開始後に，それらがどのように変化したかを確認することにより，薬の効果の判別や，患者への以後のアドバイスが的確に行えるようになる。

症例3：40歳代　女性　NSAIDsの副作用による尿量減少

肩こりが原因で首や頭の鈍痛が絶えない。近医を受診し，ロキソプロフェンが処方され，常用薬として1日2回～3回服用を開始した。しばらくして患者は，1回の尿量が少なくなったことに気がつき，心配になった。しかし，検査をしても膀胱炎ではないと言われ，原因不明の尿量減少に悩んでいた。

解説

NSAIDsは，腎での尿生成抑制作用，下部尿路に対する鎮静作用，尿意に対する中枢性作用等が関係して尿量の減少をもたらすことが報告されている。そのため，重篤な腎疾患を抱える患者には禁忌だが，この症例のように，健常成人でも気づかぬうちに尿量が減少してしまい，気にしているケースがあるので注意しておきたい。

症例4：70歳代　男性　便秘薬を漫然と服用

慢性的な便秘があり，ラクトミン製剤と酸化マグネシウムを混合したものを定期服用している。便の出具合を聞いたところ「よく出ている」とのことであったが，実際には「水様便」だった。混合した粉薬を「整腸剤」と認識していたために水様便になってもこの薬剤を続けていたという。患者に薬剤師の指導不足をおわびし，医師にはラクトミン製剤を定期服用，酸化マグネシウムを頓服とする提案を行った。最終的に，頓服の酸化マグネシウムを調整することにより，水様便が改善した。

解説

患者の「よい」が，医学的にみての「よい」とは限らない。排泄に関する薬の効果を確かめるとき，患者の言葉を正確に把握するためにも，尿や便の具体的な回数や形状にまで言及することをお勧めしたい。

まとめ

排泄の分野では，介護保険によるおむつやポータブルトイレの利用，住宅改修等が患者のQOLを向上させるケースもある。薬剤師は薬学的知識を高めるのはもちろんだが，その周辺にある情報の収集についても努力することをお勧めしたい。

確認問題

薬剤師が「尿（便・汗）の具合はいかがですか？」と質問したところ，排泄に関する問題が判明した。その理由が**1**〜**5**のようなものであった場合，**①原因となっている可能性のある状態（疾患等）**，**②薬剤による影響があるとすればどのような薬剤が考えられるか？** について考えてみよう。

1　夜間に尿の回数が多く，量も多いように思う

> ①その原因となっている可能性のある状態（疾患）
> ②この患者が日中も頻尿である場合，ほかにどのような原因が考えられるか？

2　トイレに行っても尿を出しづらい

> ①その原因となっている可能性のある状態（疾患）
> ②薬剤による影響があるとすれば，どのような薬剤が考えられるか？

3　3日以上，便が出ていない

> ①その原因となっている可能性のある状態（薬剤に優先して見直すべき生活上の3要素）
> ②薬剤による影響があるとすれば，どのような薬剤が考えられるか？

4　下痢状の軟らかい便がよく出る

> ①その原因となっている可能性のある状態（疾患）
> ②薬剤による影響があるとすれば，どのような薬剤が考えられるか？

5　暑くもないのに汗が出る　暑いのに汗が出ない

> ①その原因となっている可能性のある状態（疾患）
> ②薬剤による影響があるとすれば，どのような薬剤が考えられるか？

（回答例は 40 ページ）

● 排泄編

確認問題回答例

1　夜間に尿の回数が多く，量も多いように思う

❶日中の水分過剰摂取：日中の水分摂取量が多すぎると，体内に水分が貯留され，その分を夜間に排泄することになる。
　高血圧：日中の血中カテコラミン濃度が上昇状態にあると腎血管抵抗が高く，腎血流量が低下し，尿量は少なくなる。夜間，血中カテコラミン濃度の低下時に，その逆の状態となり尿量は増す。よって日中の血圧のコントロールが重要といえる。
　＊夜間多尿の定義：夜間の尿量が早朝尿を含めて1日尿量の35％以上
❷過活動膀胱，加齢に伴う腎濃縮能の低下，うっ血性心不全，糖尿病，尿崩症，カルシウム拮抗薬の服用，寒冷刺激，抗利尿ホルモンの日内変動消失

2　トイレに行っても尿を出しづらい

❶前立腺肥大症，前立腺がん，排尿神経障害，膀胱炎，間質性腎炎
❷交感神経興奮作用を持つ薬剤（エフェドリン，フェニレフリンなど）＊：前立腺平滑筋緊張による尿道の閉塞
　抗コリン薬＊：過剰作用による低活動膀胱（膀胱収縮力の低下）。
　＊いずれも多くのOTC医薬品の含有成分であることに注意
　間質性腎炎：ペニシリン系抗生剤，リファンピシン，利尿剤，アロプリノール，金製剤など

3　3日以上，便が出ていない

❶「水分摂取」，「食事内容および量」，「適度な運動」
❷抗コリン薬：腸管運動の減退，大腸刺激性下剤の連用（下剤性結腸症候群）

4　下痢状の軟らかい便がよく出る

❶過敏性大腸症候群，過度の緊張状態，セロトニン症候群（主としてSSRIの服用中に起こる），偽膜性大腸炎，虚血性大腸炎
　（注）血便を伴う場合：大腸がん，潰瘍性大腸炎，クローン病，血小板減少症
❷抗生物質，抗菌薬，抗がん薬，便秘薬の使用過多，脂肪分を多く含む経腸栄養剤

5　暑くもないのに汗が出る　暑いのに汗が出ない

❶甲状腺機能障害（亢進，低下），熱中症，悪性症候群，セロトニン症候群
❷発汗異常が出やすい薬剤：LH-RHアゴニスト（前立腺がん治療薬），コリンエステラーゼ阻害薬（ウブレチド錠），甲状腺機能亢進および低下症に使用する薬剤など

参考資料

■ 排泄に使う薬剤の作用機序

1. 排尿のしくみ

健康な人の場合，普段は何の意識もせず，尿を膀胱に溜め，尿意を感じたときに，意識的に排尿することができる。排尿は，自律神経により支配されている。

1）尿を膀胱に溜める（蓄尿）
　①腎臓で作られた尿は，尿管を通り，膀胱へ
　②膀胱に尿が溜まると同時に，交感神経のβ作用により，膀胱排尿筋は弛緩
　③同時に溜まった尿を漏らさぬように，内尿道括約筋が収縮
　④約300〜400mLの尿が溜まると膀胱の内圧上昇
　⑤尿意の信号が脊髄を介して，脳に伝達
　⑥排尿の判断が出るまでは，排尿はされない

2）排尿
　⑦排尿の判断が出ると，副交感神経作用により，膀胱括約筋が収縮
　⑧尿道に尿が流れ始めると，さらに膀胱排尿筋が収縮
　⑨同時に交感神経の抑制により，内尿道括約筋が弛緩
　⑩正常な場合，約300mLの尿が排出され，30秒程度で終了

2. 排尿障害

排尿障害は蓄尿障害と排出障害に大別される。排尿障害の発生機序，治療薬などについて表にまとめた。

表　排尿障害の発生機序と治療薬

	部位	正常な蓄尿のしくみ	障害の発生機序	障害を起こしやすい薬剤	主な症状	治療薬
蓄尿障害	膀胱	膀胱排尿筋を弛緩（交感神経のβ作用）→尿を貯める	膀胱が過剰収縮→過活動膀胱，切迫性尿失禁，間質性膀胱炎等	抗うつ薬，抗不安薬，抗精神病薬，中枢性筋弛緩薬，α_1遮断薬，副交感神経刺激薬，カルシウム拮抗薬，利尿薬，ニトロ系血管拡張薬，抗アレルギー薬など	頻尿，尿意切迫感	・抗コリン薬：膀胱の不随意収縮を抑制（プロピベリン塩酸塩，オキシブチニン塩酸塩，酒石酸トルテロジン，コハク酸ソリフェナシンなど ・三環系抗うつ薬：抗コリン作用，交感神経刺激作用（イミプラミン塩酸塩，クロミプラミン塩酸塩，アミトリプチリン塩酸塩＊など） ＊アミトリプチリン塩酸塩は保険適用外 ・膀胱平滑筋弛緩，排尿反射抑制：フラボキサート塩酸塩
	尿道	内尿道括約筋・前立腺を収縮（交感神経のα_1の作用）→尿を漏らさない	尿道が弛緩→腹圧性尿失禁等		腹圧負荷時の失禁	・β刺激薬：尿道括約筋の収縮を高めるクレンブテロール塩酸塩など ・三環系抗うつ薬（保険適用外）：抗コリン作用，交感神経刺激作用 イミプラミン塩酸塩，クロミプラミン塩酸塩，アミトリプチリン塩酸塩など（注：アミトリプチリン塩酸塩は保険適用外） ・エストロゲン製剤（保険適用外）：閉経後の尿道粘膜等の萎縮を改善し，尿道におけるα_1受容体の増加を促す 結合型エストロゲン，エストラジオールなど
排出障害	膀胱	膀胱排尿筋を収縮（副交感神経の作用）→尿を押し出す	膀胱が弛緩→低緊張性膀胱，糖尿病性排尿障害等	抗うつ薬，抗不安薬，抗精神病薬，パーキンソン病治療薬，抗不整脈薬，鎮痙薬，消化性潰瘍治療薬，抗アレルギー薬，頻尿・尿失禁治療薬など	尿排出困難，残尿感	・コリン作動薬…排尿筋の収縮力を増強し，尿の排出力を高める ジスチグミン臭化物，ベタネコール塩化物など
	尿道	内尿道括約筋・前立腺を弛緩（交感神経の抑制）→尿を流れやすくする	尿道が狭窄→前立腺肥大，溢流性尿失禁等		尿勢低下，尿排出困難，失禁	・α_1遮断薬…膀胱頸部や前立腺部尿道を弛緩させて尿道抵抗を減弱 シロドシン，ナフトピジル，タムスロシン塩酸塩，ウラピジル，ハイトラシン，テラゾシン塩酸塩，プラゾシン塩酸塩など ・抗アンドロゲン剤 クロルマジノン酢酸エステル，アリルエストレノールなど

紙おむつ・尿取りパッドの分類と使用方法

1. 紙おむつ・尿取りパッドの種類と特徴

紙おむつの種類			単体・他製品との併用
フラット型	\	普通の下着やパンツ型おむつと併せて使用するもので，軽度の尿漏れの人に	普通の下着と失禁用パッドの併用
	適応	一般の方と同様に自立している人で，力を入れた時や咳・くしゃみなど，お腹に力が入った時に少量の尿が漏れる人	
	利点	おむつと違い装着も簡単で，使用感も少ないので気軽に使える	
	欠点	激しい動きで外れたりする場合があり，尿の量が多いと漏れる場合がある	
パンツ型	\	下着と同じ形態で自身での排泄が可能な人向け。自立支援の要素が強い	パンツ型おむつと失禁用パッドの併用
	適応	1人で歩ける，または介助があればトイレで排泄が可能な人	
	利点	下着感覚で装着でき，取り替えが簡単。尿の吸収量も多いので，もしもの場合でも安心	
	欠点	排尿量により履き替えが必要	
テープ型	\	おむつカバーとおむつが合体したもので，両脇をテープで留めるタイプ。寝たきりで自立が難しい人に（赤ちゃん用おむつと構造は同じ）	尿取りパッド（女性用・男女兼用）（男性用）
	適応	一部介助から寝たきりで100％介助の必要があり，トイレでの排泄が難しい人	
	利点	テープでしっかり固定できるのでズレも少なく，排尿の吸収量も多く，保水性も高いので，長時間の着用でも吸収力の低下が少ない（長時間交換ができない場合に便利）	
	欠点	ムレやすく価格が高い	
尿取りパッド（女性用）		テープ型紙おむつと併用するもので，フラット型は女性専用と男女兼用のものがある	
尿取りパッド（男性用）		テープ型紙おむつと併用するもので，男性専用のものは折り曲げて円錐形にし，陰茎部にテープで固定する。製品によっては組み立て済みのものもある	

● 排泄編

2．紙おむつ選びのポイント
1）吸収量

吸収量
150〜250mL

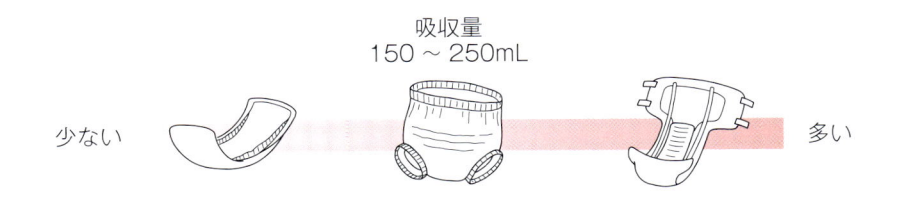

少ない　　　　　　　　　　　　　　　　　　　　　　　多い

　尿の量に対して吸収量が適当かどうか。紙おむつの必要な人は，成人で1回当たり150〜250mLの尿漏れがある。それに対応した商品を選択する必要がある。

2）フィット感
　装着時にそけい部にぴったり沿っているか。また両足は動きやすいか。メーカーにより同じサイズの表示でも違いがある。

3）サイズ選び
　パンツ型・テープ型紙おむつは基本的にウエスト回りでS・M・Lに分かれている。ただしメーカーによりサイズが微妙に違うので，使用して試すしかない。一般的にフィットの目安は，装着時に太ももやお腹回りに指1〜2本程度入ることがベスト。ゆるいと尿漏れの原因となるので注意が必要。

3．見てわかる紙おむつの交換方法
1）1人で歩ける人・介助があれば歩ける人

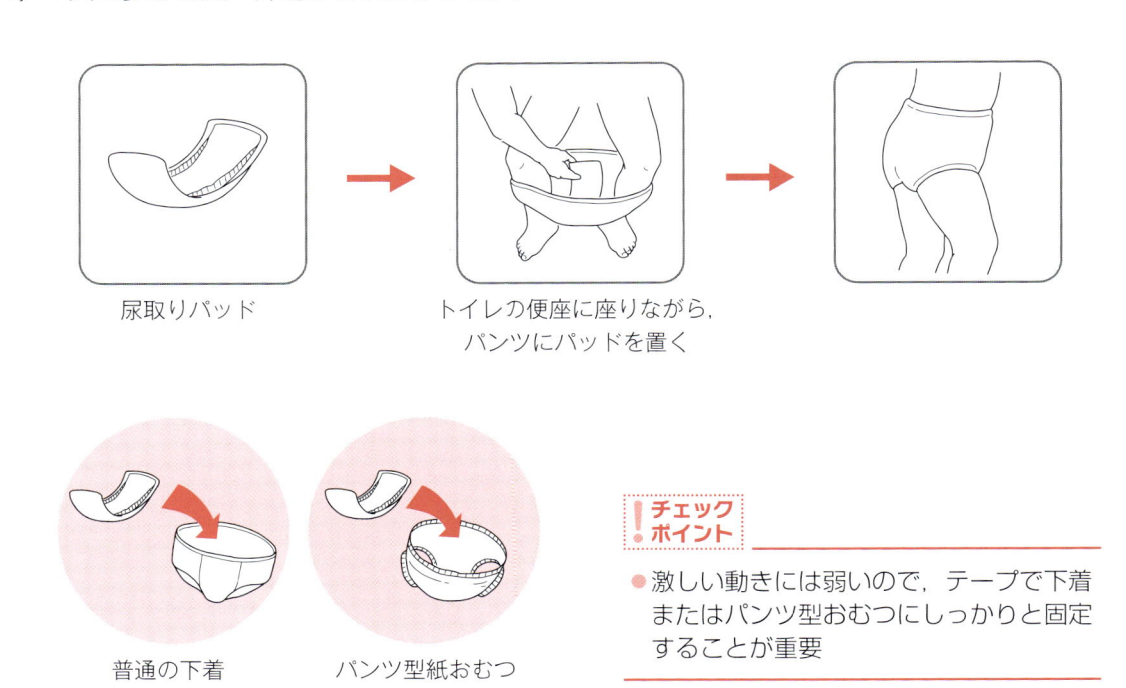

尿取りパッド　　　　トイレの便座に座りながら，パンツにパッドを置く

普通の下着　　　パンツ型紙おむつ

!チェックポイント
● 激しい動きには弱いので，テープで下着またはパンツ型おむつにしっかりと固定することが重要

2）介助があれば起きられる人・寝たきりの人

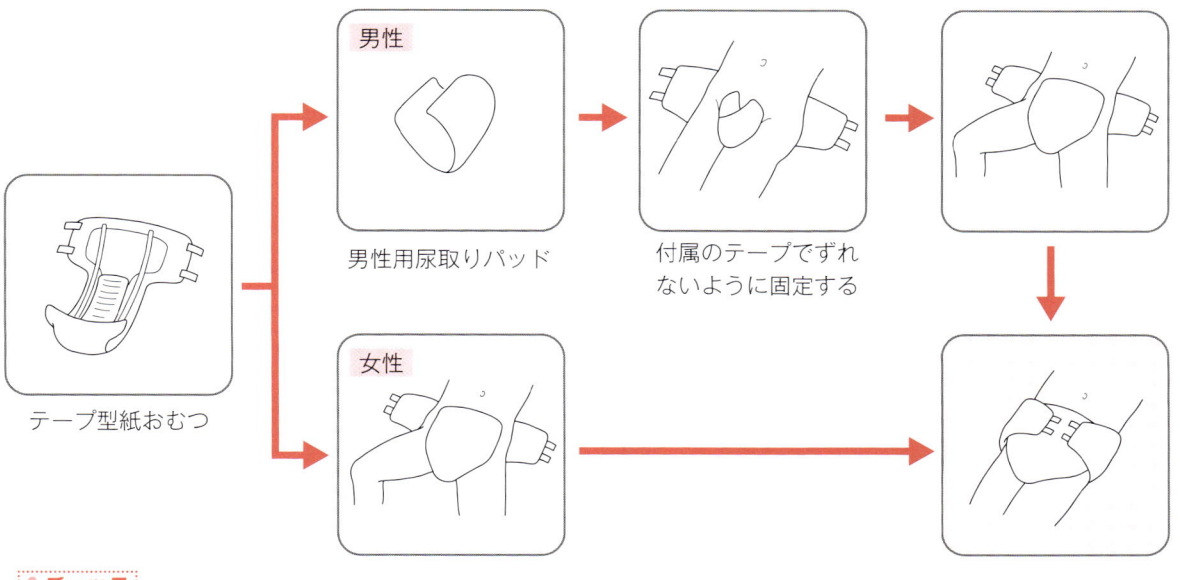

テープ型紙おむつ → 男性：男性用尿取りパッド → 付属のテープでずれないように固定する →

女性 →

!チェックポイント

- 紙おむつは排泄物が漏れないように丸める
- 陰部とおしりが気持ち悪がっている場合は，濡らしたタオルおよび乾いたタオルできれいに拭く
- 臍部分で固定しているおむつの前側部分を，腰から巻きつけたテープ付き部分で固定する。この時，お腹や足回りの漏れ止めギャザーが内側に折り込まれているか確認する

3）男性用尿取りパッドの組み立て方

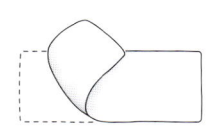

① 片方の端をつまんで真ん中を折り曲げる

② テープで固定する

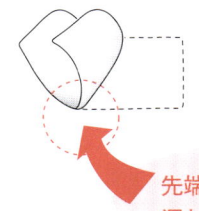

③ 同じように反対側をつまんで折り曲げ，テープで固定する。

先端に隙間があると尿が漏れるので注意する

● 排泄編

4）紙おむつの交換頻度

フラット型紙おむつは，軽度の尿漏れ用のため，通常は1日1回程度の交換ですみますが，排尿量によるので各自チェックが必要です。パンツ型紙おむつは，介助を必要としてもトイレで自分自身で排尿ができることを前提として考えてあるので，これも通常は1日1回程度の交換ですみます。人によっては2〜3回の交換が必要な場合もありますので，交換頻度の高い場合はテープ型紙おむつの導入も検討します。テープ型紙おむつは3〜4時間おきに1日7回程度が目安です。ただし，これも個人差がありますので排泄表などをつけてチェックすると交換の目安になります。

5）おむつかぶれを防ぐには

通気性のよいおむつをして，おむつの当たる皮膚が適度な湿度を保つことが重要です。使用者の身体に合うおむつを使うこと，肌がデリケートな人には柔らかい素材のおむつを使うことが重要です。硬い素材のおむつが原因で皮膚が傷つくと，そこからかぶれが発症します。排尿，排便後にはなるべく迅速におむつを交換しましょう。汚れが原因でおむつかぶれを起こす場合も多々あります。汚れを放置せずいつも清潔にすることが基本です。

III 睡眠編

- 不眠を訴える患者は非常に多い。その原因は多岐にわたり，不眠症のタイプもさまざまである。症状に見合う睡眠薬の選択や服用に関する的確なアドバイスに対して薬剤師も責任を持ち，過剰な睡眠薬の使用に陥らないようにチェックしたい。

- 患者の言葉，キーワード ……………………………… 49
  体調チェック・フローチャート ……………………… 50
  症例とその解説 ………………………………………… 52
  確認問題 ………………………………………………… 55
  確認問題回答例 ………………………………………… 56
  参考資料
  　不眠をきたす睡眠疾患（不眠症状の分類・原因）…… 58
  　睡眠障害対処 12 の指針 ……………………………… 60
  　経口睡眠薬の作用時間による分類 …………………… 61

患者の言葉，キーワード

以下のようなキーワードを想定しながら会話や観察をすることにより，患者の状態のチェックを行う。すべての事項を一度にチェックすることは難しいが，徐々に増やし，それを記録に残すことで，患者の状態をより正確に把握できるようになる。

領域	チェック項目	質問例
睡眠	睡眠の質，時間 入眠困難 中途覚醒 早期覚醒 熟眠障害 服薬時間 日中傾眠	よく眠れますか？ 寝つきはよいですか？ 夜中に何度も目が覚めますか？ 朝早く目が覚めてしまうことはありませんか？ 熟睡できますか？ 床に就くどれくらい前に服薬していますか？ 昼間眠たいですか？ いつ眠たくなりますか？（起床時，食後，終日）

患者の状況を聞き出すためのキーワード
　お悩み，床に就く時間，不快な夢，目が覚めてしまうような何らかの症状，冷え症，疲労，昼間の生活様式，寝酒など

必要な知識
　不眠症のタイプ
　睡眠薬のタイプ，T_{max}，$T_{1/2}$
　不眠・興奮の副作用がある薬

睡眠 ……1

不眠のタイプを把握する

寝つきの良し悪し、中途・早朝の覚醒、睡眠の満足度などを聞き、不眠のタイプを把握したうえで薬剤の説明をする。また、睡眠薬の服用時間や入床時間を把握する。

薬剤師に求められるもの

患者の生活リズムを理解し、その患者に合わせた服薬指導を行うことが大切である。

十分な聴き取りのうえ、薬が効き始める時間や、最高血中濃度到達時間(T_{max})や、血中半減期($T_{1/2}$)等の説明を行い、患者が納得したうえで服用できるようにする

不眠のタイプをチェックする。これらの症状は同時に複数現れることがある。
睡眠薬の不適合例：入眠障害の患者に長時間型の睡眠薬（半減期 24 時間）が処方されており、副作用として午前午後にわたる昼寝、1日を通してのだるさ、ふらつき、倦怠感などが起こっていた

●不眠のタイプと症状

タイプ	症状
入眠障害	なかなか寝つけない
中途覚醒	夜中に何度も目覚めてしまう
早朝覚醒	朝早く目が覚めてまだ睡眠が足りないにもかかわらず眠れない
熟眠障害	眠りが浅くて熟睡できない

●期間による種別とその主な原因

種別	期間	主な原因
一過性不眠	数日	普段は睡眠が正常な人が海外旅行など時差のある土地に出かけたとき、試験の前日など特別な緊張を伴う出来事があったときなど
短期不眠	1～3週間	やや長く続くストレスで、近親者の死や仕事や家庭のトラブルや身体の病気のときなど
長期不眠	1 カ月以上	本格的な不眠で下記に示すような種々の原因による

●不眠の原因

不眠（一次性不眠症、精神生理性不眠、神経症性不眠症）	精神的緊張や不安によって引き起こされる最も多い不眠。慢性の精神緊張・不安と条件づけ（条件反射）という2つの要因によって起こると考えられている。例えば、眠ろうとする意識的な努力が、神経を興奮させて中枢神経系に覚醒状態が起こり、かえって眠れなくなるという悪循環を繰り返す。実際以上に不眠に対してこだわりが強く、不眠を強く意識して悩みを訴える場合が多い
薬原性不眠	種々の薬剤で発症する可能性がある。服薬開始時期と不眠の発症の時間的関係についてよく聞くことが重要である
身体疾患による不眠	慢性の痛みや頭椎痛や腰痛などは、入眠過程で末梢血幹を拡張する際にかゆみが増悪するため、入眠障害が最も不眠の原因となる。かゆみでは、入眠過程で末梢血幹が拡張する際にかゆみが増悪するため、入眠障害が最も不眠の原因となる。特にうつ病では、初期に不眠のみを訴える場合が多い
精神疾患による不眠	患者を不眠を訴えることがある。特にうつ病では、初期に不眠のみを訴える場合が多い
脳器質性疾患による不眠（認知症を含む）	アルツハイマー病、パーキンソン病などの神経変性疾患、脳血管障害、脳腫瘍や頭部外傷で不眠が起こることがある。認知症の症状を伴うものでは、夜間の問題行動を示すことがある

（厚生労働省精神・神経疾患委託研究費 睡眠障害の診断・治療ガイドライン作成とその実証的研究班．平成 13 年度研究報告書）

睡眠薬の服用時間をチェックする

例：19 時に超短時間型入眠剤を服用し入床、0時に覚醒。夜間不眠の訴え→服用が早すぎる。17 時半に服用している例もあった

22時に超短時間型入眠剤を服用。しばらくテレビ鑑賞。布団に入るのは0時。眠くならない→布団に入ってから、ラジオやテレビをつけた状態で眠気を待つことは良くないことを伝える（睡眠のリズムがつくと体内時計の作用で睡眠薬を減らしていけるようになる）

就寝前の夕食時に一緒に服用していた

・睡眠はリズムが大切。睡眠薬を服用する場合リズムをつけるためにも毎晩同じ時間に服用し、15～30分以内に入床すること。また布団に入ってから、ラジオやテレビをつけた状態で眠気を待つことは良くないことを伝える（睡眠のリズムがついてくると体内時計の作用で睡眠薬を減らしていけるようになる）

SE 不眠、興奮などを引き起こしやすい薬剤をチェック
（例：キサンチン系気管支拡張薬、アセチルコリンエステラーゼ阻害薬、ドパミン作動薬、中枢神経刺激薬、甲状腺ホルモン製剤など）

抑うつ状態の有無を確認する：基本チェックリスト（介護予防事業において用いられる25項目のチェックリスト）のQ21～25を用いるここ2週間の状態：毎日の生活に充実感がない、これまで楽しんでやれていたことが楽しめなくなった、以前は楽にできていたことがおっくうに感じられる、自分が役に立つ人間だと思えない、わけもなく疲れたような感じがする→当てはまる項目が多ければ専門医受診を勧める

SE 抑うつ状態を招く薬剤をチェック
介 該当する項目が多い場合、地域包括支援センターへ紹介する

睡眠……❷

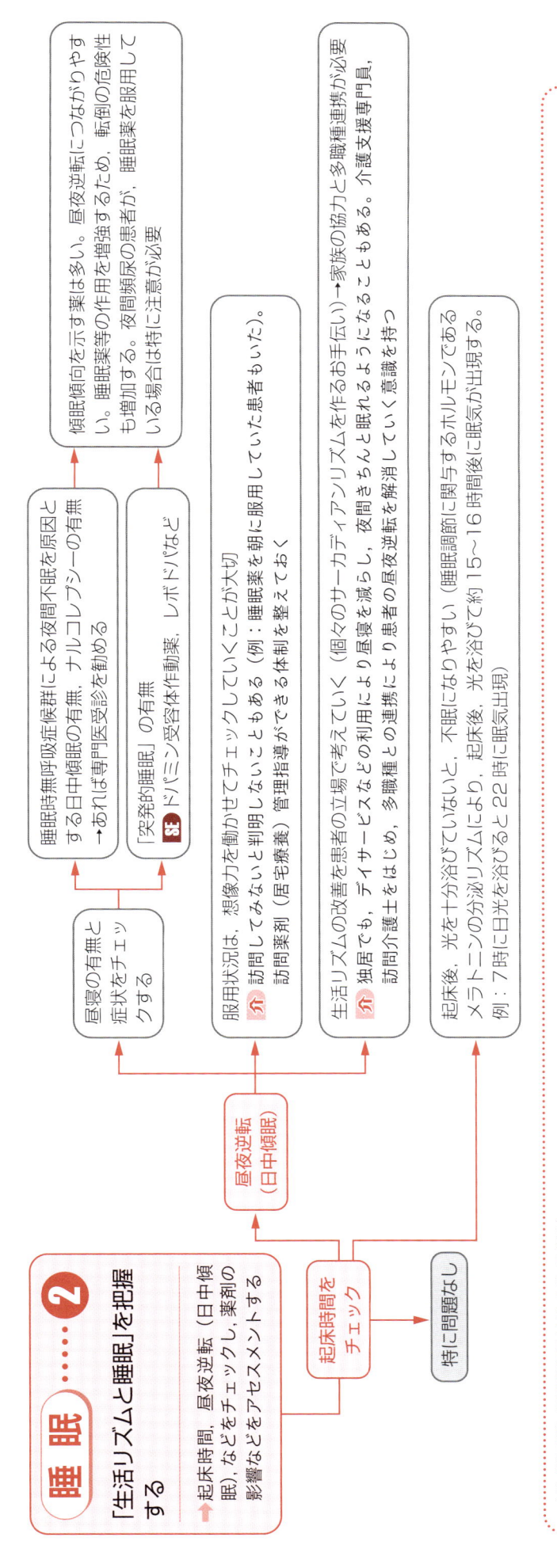

「生活リズムと睡眠」を把握する

起床時間、昼寝の有無、昼夜逆転（日中傾眠）、などをチェックし、薬剤の影響などをアセスメントする

- 起床時間をチェック
- 昼夜逆転（日中傾眠）
- 特に問題なし

起床時間チェック
- 早寝早起きでなく、早起きが早寝に通じる
- 日曜に遅くまで床で過ごすと、月曜の朝がつらくなる
- 目が覚めたら日光を取り入れ、体内時計をスイッチオン
- 夜は明るすぎない照明を

昼夜逆転（日中傾眠）
- 昼寝の有無と症状をチェックする
- 服用状況は、想像力を働かせてチェックすることが大切
  - 🏠 訪問してみないと判明しないこともある（例：睡眠薬を朝に服用していた患者もいた。管理指導（居宅療養）の有無
  - 💊 ドパミン受容体作動薬、レボドパなど
- 睡眠時無呼吸症候群による夜間不眠を原因とする日中傾眠の有無、ナルコレプシーの有無 → あれば専門医受診を勧める
- 「突発的睡眠」の有無
- 傾眠傾向を示す薬は多い。昼夜逆転につながりやすい。睡眠薬等の作用を増強するため、転倒の危険性も増加する。夜間頻尿の患者が、睡眠薬を服用している場合は特に注意が必要

生活リズムの改善を患者の立場で考えていく（個々のサーカディアンリズムを作るお手伝い）→家族の協力と多職種連携が必要
- 🏠 独居でも、デイサービスなどの利用により昼寝を減らし、夜間きちんと眠れるようになることもある。介護支援専門員、訪問介護士をはじめ、多職種との連携により患者の昼夜逆転を解消していく意識を持つ

- 起床後、光を十分浴びていないと、不眠になりやすい（睡眠調節に関与するホルモンであるメラトニンの分泌リズムにより、起床後、光を浴びて約15〜16時間後に眠気が出現する）
  例：7時に日光を浴びると22時に眠気出現

（参考資料）睡眠障害対処12の指針

1. 睡眠時間は人それぞれ、日中の眠気で困らなければ十分
   - 睡眠の長い人、短い人、季節でも変化。8時間にこだわらない
   - 歳をとると必要な睡眠時間は短くなる

2. 刺激物を避け、眠る前には自分なりのリラックス法
   - 就床前4時間のカフェイン摂取、就床前1時間の喫煙は避ける
   - 軽い読書、音楽、ぬるめの入浴、香り、筋弛緩トレーニング

3. 眠たくなってから床に就く、就床時刻にこだわりすぎない
   - 眠ろうとする意気込みが頭をさえさせ寝つきを悪くする

4. 同じ時刻に毎日起床
   - 早寝早起きでなく、早起きが早寝に通じる
   - 日曜に遅くまで床で過ごすと、月曜の朝がつらくなる

5. 光の利用でよい睡眠
   - 目が覚めたら日光を取り入れ、体内時計をスイッチオン
   - 夜は明るすぎない照明を

6. 規則正しい3度の食事、規則的な運動習慣
   - 朝食はこころと体の目覚めに重要、夜食はごく軽く
   - 運動習慣は熟睡を促進

7. 昼寝をするなら、15時前の20〜30分
   - 長い昼寝はかえってぼんやりのもと
   - 夕方以降の昼寝は夜の睡眠に悪影響

8. 眠りが浅いときは、むしろ積極的に遅寝・早起きに
   - 寝床で長く過ごしすぎると熟睡感が減る

9. 睡眠中の激しいイビキ・呼吸停止や足のぴくつき・むずむず感は要注意
   - 背景に睡眠の病気、専門治療が必要

10. 十分眠っても日中の眠気が強い時は専門医に相談
    - 長時間眠っても日中の眠気・仕事・学業に支障がある場合は専門医に相談
    - 車の運転に注意

11. 睡眠薬代わりの寝酒は不眠のもと
    - 睡眠薬代わりの寝酒は、深い睡眠を減らし、夜中に目覚める原因となる

12. 睡眠薬は医師の指示で正しく使えば安全
    - 一定時刻に服用し就床
    - アルコールとの併用をしない

（厚生労働省精神・神経疾患研究委託費 睡眠障害の診断・治療ガイドライン作成とその実証的研究班、平成13年度研究報告書）

● 睡眠編

症例とその解説

　2000年に厚生労働省が全国約3万2,000人（12歳以上）を対象に行った調査結果（平成12年保健福祉動向調査）によると，睡眠時間別にみた休養充足度が「全く不足していた」，「やや不足していた」と回答した人が31.5%を占めていた。このように睡眠不足で悩む人が多い中，薬剤師がどのようにこの「睡眠問題」に関わるかについて，症例を通してポイントを考えてみたい。

症例1：70歳代　女性　不眠のタイプを再確認し薬剤を変更

もともと中間型のエスタゾラム（$T_{max}≒5$，$T_{1/2}≒24$）を服用中だったが，「不眠傾向がひどくなった」という訴えに応じて長時間型のクアゼパム（$T_{max}≒3.5$，空腹時$T_{1/2}≒36$）に処方変更となっていた。ところが，患者からの聞き取りでは，もともと寝つきが悪い（入眠障害）ため睡眠薬を出してもらっていたとのことであった。この患者には，日中のふらつきや傾眠傾向が見られたことから，現在（および以前）服用中の中〜長時間作用型睡眠薬ではなく，短時間作用型の方が合っているのではないかと考えられた。そのため，処方医に薬物動態のデータを伝え疑義照会した結果，短時間作用型のブロチゾラム（$T_{max}≒1.5$，$T_{1/2}≒7$）に処方変更となった。2週間後，状況を確認したところ，寝つきがよくなっていた。最終的にはブロチゾラム0.25mg半錠を頓服する程度で睡眠をうまくコントロールできるようになった。睡眠にメリハリがついたため，日中のふらつきや傾眠傾向が減少した。

解説

　睡眠薬の服薬指導時には，不眠症のタイプの把握が必須である。入眠障害，中途覚醒，早朝覚醒，熟眠障害のどのタイプなのか，あるいは混合型なのかを聞き取る。次に，T_{max}や$T_{1/2}$をもとに，薬剤のタイプが合っているかチェックしてみる。患者の訴えが医師にうまく伝わっておらず，症状と薬剤が合致しないケースも時折存在する。

　入眠困難を訴える患者に，いきなりT_{max}が3時間以上の中〜長時間型の睡眠薬が投与された場合，効果の発現が遅く入眠への助けにはならず，逆に日中に眠ってしまい，夜寝つけなくなるケースもある。この場合，T_{max}が1時間程度の（超）短時間型を用いた方がよいと考えられる。

　この症例のように，中〜長時間型睡眠薬の作用が日中に持ち越されてしまう場合もあるが，その他にも，マイナートランキライザー，抗ヒスタミン薬，筋弛緩剤などさまざまな薬が，日中の眠気（傾眠傾向）の原因となり得る。夜間不眠のチェックをする際には，日中の傾眠傾向や昼寝の有無を把握することが大切である。

症例2：70歳代　女性　睡眠薬を服用する適切な時間

深夜1時ごろ目覚める日々。朝までが長く感じられ，つらい。再び眠れることもあるが，1時間ごとに目が覚め，そのたびにトイレに行く。そこで深夜に睡眠薬を追加で飲むことがたびたびある。

解説

　深夜に目が覚める場合，不眠のタイプとしては中途覚醒または早朝覚醒と言える。しかし，この

患者は聞き取りの結果，超短時間型の睡眠導入薬を夕方6〜7時に服用していた。深夜に目が覚めるのは中途覚醒ではなく，当然の結果と考えられる。効果が何時間持続する薬剤なのかしっかり指導することが必要である。

その他，中〜長時間型の睡眠薬を深夜の中途覚醒時に頓服で服用した場合，$T_{1/2}$を考えると，翌朝から日中に睡眠薬の作用が持ち越される可能性が高くなるので注意が必要である。症例1にも共通しているが，特に高齢者の場合，日中の傾眠によるふらつきや転倒は生活機能の低下に直結する。薬剤師は，T_{max}や$T_{1/2}$を踏まえた服薬指導を心がける必要がある。

症例3：44歳　女性　服用から入床までが長過ぎて不眠に

トリアゾラム（$T_{max}≒1$，$T_{1/2}≒3$）服用中。服用開始3カ月が過ぎたころ，薬局での服薬指導の際に「最近また眠れなくなってきた」と訴えがあった。服薬状況についてくわしく確認してみたところ，毎晩服用後，布団に入るまで1時間ほどテレビを見たり，家事をして過ごすとのこと。T_{max}から考えた場合，服用後は15〜30分以内に入床し，テレビや電気を消した方がよいことを説明した。次に来局した際，うまく寝つけたかを尋ねたところ，「快眠が続いている」とのことだった。

解説

T_{max}が1時間程度の睡眠導入薬を服用後，1〜2時間布団に入らず，用事をしたりテレビを見たりしているとこのように睡眠薬の効果が十分発揮されないことが多い。早い人では服用後15分後くらいには薬の効果が出始めるため，15〜30分以内に布団に入り，テレビや電気を消しておくことが必要であろう。あくまでも「最高に血中濃度が高い時間が1時間前後」なのであり，1時間経って効き始めるわけではない。必ず「何時に服用し，何時に布団に入るのか」のチェックを行い，正しい効果の発現のための服用法の指導を心がけたい。

この患者の場合，最初の指導で正しい服用方法について伝えた記録が薬歴に残されていた。しかし時間が経つにつれ，記憶が曖昧になったと考えられる。患者の変化を見逃さず，対応する姿勢も持っておきたい。

症例4：7歳女子の母親より相談　テオフィリンの副作用で夜中に興奮状態

真夜中に，「子供が興奮状態。いつもなら眠っている時間になっても眠る気配がない。困った」との電話があった。当日の昼からテオフィリン製剤を服用し始めたところだったので，副作用の興奮により不眠となっている可能性が高いと考えられた。翌朝，医師と相談のうえ，テオフィリンを減量することで対応，減量後は以前のようによく眠るようになった。

解説

興奮はテオフィリン製剤の副作用である。この副作用が発現すれば，不眠となることは想像に難くない。不眠を起こしやすい薬を投薬する際には，患者に最初からきちんと伝えておくことが必要となる。重篤な経緯をたどる副作用ではないが，患者の状況に応じ，適切な情報提供が必要である。

● 睡眠編

まとめ

　「不眠→日中の活動低下」という流れが心身の状態を悪化させることは明白である。これらの症例は代表的な事例であり，薬剤師として，患者のQOL維持のためにも良質な睡眠確保のお手伝いをしていただきたい。

確認問題

　薬剤師が患者に睡眠について質問したところ，睡眠不足が判明した。まずは**不眠タイプについての理解を確認し❶**，患者から聞き取った理由が**❷～❹のようなものであった場合，どのようなことが考えられるか**検討してみよう。

❶ 不眠タイプを大きく4つに分けて列挙し，それぞれの症状を簡単に説明せよ。

❷ 日中の眠気がひどい　昼寝することが多い反面，夜眠れない

> ❶その原因となっている可能性のある状態（疾患）
> ❷薬剤による影響があるとすれば，どのような薬剤が考えられるか？

❸ 睡眠導入薬のトリアゾラムを21時に飲む。それから1時間ほどテレビを見てから布団へ入る。眠気が来るのを待つが，なかなか眠くならない。効果がないのではないか？

> どのようなアドバイスが必要か？

❹ 睡眠導入薬のゾルピデムを19時に飲む。いったんはゆっくり眠れるが，深夜24時くらいに目が覚める。その後眠れない。この薬はあまり効いていないのではないか？　もっと長く効く薬はないだろうか？

> どのようなアドバイスが必要か？

（回答例は 56～57 ページ）

● 睡眠編

確認問題回答例

睡眠に関する以下の設問に答えよ。

1 不眠タイプを大きく4つに分けて列挙し，それぞれの症状を簡単に説明せよ。

❶入眠困難：床についてもなかなか眠りにつけない。
❷中途覚醒：夜中に何度も目が覚め，その後眠れない。
❸早朝覚醒：普段より早く目が覚めてしまい，それから眠れない。
❹熟眠障害：眠りが浅くて，睡眠時間の割に熟睡した感じがない。
（注）実際にはこれらの混合型も多い。

2 日中の眠気がひどい　昼寝することが多い反面，夜眠れない

❶その原因となっている可能性のある状態（疾患）
　疾患が原因の場合もあるが，ここでは，十分な夜間睡眠が取れていないため，日中に傾眠傾向を示している可能性を検討する。この場合，上記確認問題1の不眠タイプの原因となる事柄（状態）が，最終的な原因と考えられる。
　その他：不安・緊張・ストレスが強い，神経質で睡眠へのこだわりが強い，環境の変化，アルコール摂取による浅い眠り，抑うつ，睡眠時無呼吸症候群，ミオクローヌス症候群，乾皮症，パーキンソン病による周期性四肢運動障害，むずむず脚症候群など
❷薬剤による影響があるとすれば，どのような薬剤が考えられるか？
　不眠，興奮などを引き起こしやすい薬剤（キサンチン系薬剤，アセチルコリンエステラーゼ阻害薬，ドパミン作動薬，中枢神経刺激薬，甲状腺ホルモン製剤など）→夜間不眠が，日中傾眠を引き起こす。
　長時間型の睡眠薬（日中まで睡眠作用が持続），日中に服用している眠気を引き起こしやすい薬剤→日中傾眠傾向が発現し，その結果，夜間不眠となる。

3 睡眠導入薬のトリアゾラムを21時に飲む。それから1時間ほどテレビを見てから布団へ入る。眠気が来るのを待つが，なかなか眠くならない。効果がないのではないか？

通常，トリアゾラムは15〜30分くらいで効果が現れること，そしてもっとも効果が高い時間帯は服用後1時間前後（T_{max}：約1hr）であることをしっかりと伝える。
加えて，服用後1時間ほどテレビを見ていることが原因でトリアゾラムの効果が十分出ていないと可能性があるので，今後はテレビを見終わってから服用し，服用後はすぐに布団に入るように指導する。

4 睡眠導入薬のゾルピデムを19時に飲む。いったんはゆっくり眠れるが，深夜24時くらいに目が覚める。その後眠れない。この薬はあまり効いていないのではないか？ もっと長く効く薬はないだろうか？

> 超短時間型であるゾルピデムの作用持続時間はさほど長くない。19〜24時までの5時間ゆっくり眠れているのなら，その効果は十分に出ていると考えてよい。この患者の場合，服用時間が少々早過ぎるように思える。19時に布団に入ったとしても，睡眠薬の服用時間は21〜22時くらいにずらしてみてはどうか。ゾルピデムで5時間の睡眠が取れていることから，長時間作用型の睡眠薬の利用を検討する前に，まずは今の薬の服用時間を遅くすることを検討するべきと考える。

● 睡眠編

参考資料

■ 不眠をきたす睡眠疾患（不眠症状の分類・原因）

1. 不眠症状の分類

　不眠症のタイプや不眠の持続時間を把握することで，睡眠薬を適切に選択することができる。加齢とともに60歳以上の高齢者では約30%の人が不眠を訴えると言われている。また，適切な薬剤の選択をしないとADLに影響を及ぼす結果となる。

(1) 不眠のタイプによる分類
　①入眠障害
　　　就寝後，入眠までに30分〜1時間以上かかり，寝つきが悪くなる状態。入眠時間は個人差が大きい。
　　　原因：騒音環境下，強度の不安感，疼痛やかゆみなどの身体疾患，むずむず脚症候群，周期性四肢運動障害，睡眠相後退症候群など
　②中途覚醒
　　　入眠後翌朝起床するまでに何度も覚醒する状態。加齢とともに増加。
　　　原因：夜間頻尿，慢性閉塞性呼吸器疾患，気管支喘息，アルコール摂取，睡眠時無呼吸症候群，うつ病，レム睡眠行動障害，周期性四肢運動障害
　③早期覚醒
　　　起床しようとする時刻より2時間以上早く覚醒してしまい，再入眠できない状態。加齢とともに増加傾向。
　　　原因：うつ病，睡眠相前進症候群など
　④熟眠障害
　　　睡眠時間にかかわらず熟睡感が得られない状態
　　　原因：騒音環境，中途覚醒，睡眠状態誤認など

(2) 不眠の持続時間による分類
　①一過性不眠
　　　持続期間：2〜3日
　　　原因：一過性の急なストレス（不安，痛み，手術などの場合），時差ぼけなど
　②短期不眠
　　　持続期間：1〜3週間
　　　原因：一過性より長期のストレス（環境の変化，仕事，人間関係，病気など）
　③長期不眠
　　　持続期間：1カ月以上
　　　原因：身体疾患による不眠，神経症による不眠，精神疾患による不眠，アルコール・薬物による不眠，高齢者の不眠，概日性不眠

2. 不眠の原因

不眠の原因は一般には神経症性不眠と考えられているが、生活習慣や薬剤の影響、身体疾患などが原因になることがある。

(1) 神経症性不眠
- 精神整理性不眠：心理的・身体的な原因で不眠になり、原因が改善された後でも不眠への過度の不安や緊張が続き不眠の悪循環から症状が悪化するもの。
- 睡眠状態誤認：正常な睡眠がとれているのにもかかわらず、自身の睡眠に満足せず、強い不眠感を訴えるもの。

(2) 薬剤による不眠
- ステロイド、抗パーキンソン病薬、β受容体遮断薬、キサンチン誘導体、インターフェロン等
- 中枢神経刺激薬により夜間不眠が起こることがある。
- 利尿剤の服用時間の誤りによる中途覚醒。薬剤の副作用と気づかずに対症療法的に睡眠薬が投与されている場合がある。

(3) 身体疾患による不眠
- 皮膚疾患（かゆみ）：かゆみにより入眠障害・中途覚醒を呈する。
- 疼痛：しびれ、リウマチ、関節痛、頸椎症、頭痛、結石、がんなどによる疼痛や神経疾患によるしびれで入眠障害・中途覚醒を呈する。
- 頻尿：前立腺肥大、膀胱炎などの疾患や高齢者は、夜間頻尿が生じ中途覚醒が多い。
- 更年期障害：閉経期の女性は体内ホルモン分泌が変動し、不眠症状が出現しやすい。
- 呼吸器疾患：喘息、気管支炎、慢性閉塞性肺疾患、上下気道炎など夜間の咳嗽、呼吸困難のため入眠障害、中途覚醒を呈する。

(4) 精神疾患
- 不安障害：パニック障害、心的外傷後ストレス（PTSD）、強迫性障害などにより入眠障害、中途覚醒、熟眠障害を呈する。
- 統合失調症：入眠障害、中途覚醒、熟眠障害が多い。
- 気分障害：うつ病では早朝覚醒や中途覚醒、躁病では睡眠時間減少や浅眠傾向を呈する。

(5) 生活習慣の乱れ
- 不規則な就床時間、起床時間、昼寝
- 騒音や睡眠を妨げる環境
- 就寝前の多量の飲酒、コーヒーやカフェインの多い飲料の摂取
- 喫煙

(6) 概日リズム睡眠障害
- 生体リズムの変動：睡眠相後退症候群・睡眠相前進症候群は時差ぼけや昼夜の交代勤務等により、体内時計を一般的な昼夜24時間の環境に合わせられなくなる

● 睡眠編

■ 睡眠障害対処12の指針

①睡眠時間は人それぞれ，日中の眠気で困らなければ十分
- ●睡眠の長い人，短い人，季節でも変化，8時間にこだわらない
- ●年をとると必要な睡眠時間は短くなる

②刺激物を避け，眠る前には自分なりのリラックス法
- ●就床前4時間のカフェイン摂取，就床前1時間の喫煙は避ける
- ●軽い読書，音楽，ぬるめの入浴，香り，筋弛緩トレーニング

③眠たくなってから床に就く，就床時刻にこだわりすぎない
- ●眠ろうとする意気込みが頭をさえさせ寝つきを悪くする

④同じ時刻に毎日起床
- ●早寝早起きでなく，早起きが早寝に通じる
- ●日曜に遅くまで床で過ごすと，月曜の朝がつらくなる

⑤光の利用でよい睡眠
- ●目が覚めたら日光を取り入れ，体内時計をスイッチオン
- ●夜は明るすぎない照明を

⑥規則正しい3度の食事，規則的な運動習慣
- ●朝食は心と体の目覚めに重要，夜食はごく軽く
- ●運動習慣は熟睡を促進

⑦昼寝をするなら，15時前の20〜30分
- ●長い昼寝はかえってぼんやりのもと
- ●夕方以降の昼寝は夜の睡眠に悪影響

⑧眠りが浅いときは，むしろ積極的に遅寝・早起きに
- ●寝床で長く過ごしすぎると熟睡感が減る

⑨睡眠中の激しいイビキ，呼吸停止や足のぴくつき・むずむず感は要注意
- ●背景に睡眠の病気，専門治療が必要

⑩十分眠っても日中の眠気が強い時は専門医に
- ●長時間眠っても日中の眠気で仕事・学業に支障がある場合は専門医に相談
- ●車の運転に注意

⑪睡眠薬代わりの寝酒は不眠のもと
- ●睡眠薬代わりの寝酒は，深い睡眠を減らし，夜中に目覚める原因となる

⑫睡眠薬は医師の指示で正しく使えば安全
- ●一定時刻に服用し就床
- ●アルコールとの併用をしない

（厚生労働省精神・神経疾患研究委託費 睡眠障害の診断・治療ガイドライン作成とその実証的研究班，平成13年度研究報告書）

経口睡眠薬の作用時間による分類

分類	一般名（主な商品名）	1回量（mg）（高齢者）	半減期（$T_{1/2}$）未変化体	半減期（$T_{1/2}$）活性代謝物	筋弛緩作用*	最高血中濃度到達時間（Tmax）
長時間型	フルラゼパム（ダルメート）（ベノジール）	10〜30	5.9h（2.3〜12h）	脱アルキル体 47〜108h	1/4〜1/20	30mgで約1h
長時間型	ハロキサゾラム（ソメリン）	5〜10	―	脱メチル体 42〜123h	―	10mgで2〜4h
長時間型	クアゼパム（ドラール）	15〜30	29〜43h	―	弱い	15mgで3.4h
中間型	ニトラゼパム（ネルボン）（ベンザリン）	5〜10	18〜38h	―	1	10mgで2h
中間型	エスタゾラム（ユーロジン）	1〜4	24±5h	1-オキシ体	1/3〜2	4mgで5h
中間型	フルニトラゼパム（ロヒプノール）（サイレース）	0.5〜2（≦1）	6.9h（第1相）	脱メチル体31h 7-アミノ体23h	>1	2mgで0.5〜1h
中間型	ニメタゼパム（エリミン）	3〜5	(α) 12h (β) 21h	脱メチル体 3-ヒドロキシ体（血中濃度低い）	4	5mgで2〜4h
短時間型	ブロチゾラム（レンドルミン）	0.25	7h	―	1/4	0.5mgで1.5h
短時間型	リルマザホン（リスミー）	1〜2（≦2）	プロドラッグ	4種の活性代謝物 平均10.5h	非常に弱い 1/50〜1/200	2mgで3h（代謝物）
短時間型	ロルメタゼパム（エバミール）（ロラメット）	1〜2（≦2）	10h	―	1/4〜1/5	1mgで1〜2h
短時間型	エチゾラム（デパス）	1〜3（≦1.5）	6h	1-ヒドロキシ体 8〜16h	強い	2mgで3h
超短時間型	トリアゾラム（ハルシオン）	0.125以下より開始 ≦0.5（≦0.25）	2.9h	α-ヒドロキシ体 4.1h（血中濃度低い）	1〜2	0.5mgで1.2h
超短時間型	ゾルピデム（マイスリー）	5より開始≦10	2h	―	非常に弱い	10mgで0.8h
超短時間型	ゾピクロン**（アモバン）	3.75以下より開始≦10	3.9h	N-オキシド体	非常に弱い 1/50〜1/100	10mgで0.8h

＊筋弛緩作用は，マウスの回転棒，懸垂，傾斜板試験におけるED_{50}の比較（ニトラゼパムを1として）
＊＊ゾピクロンとゾルピデムは化学構造上は非ベンゾジアゼピン系

IV 運動編

- 運動といっても，走る，跳ぶなど激しい運動ではなく，立ち座り，歩行，おはしを使うなど日常生活のごく基本的な動作を想像して欲しい。これら日常生活動作を低下させる疾患や薬剤の副作用を把握しておくことは重要なことである。特に，転倒につながる薬剤の副作用はこまめにチェックしておくことが求められる。

- 患者の言葉，キーワード ……………………………………… 65
- 体調チェック・フローチャート ……………………………… 66
- 症例とその解説 ………………………………………………… 69
- 確認問題 ………………………………………………………… 71
- 確認問題回答例 ………………………………………………… 72

患者の言葉，キーワード

以下のようなキーワードを想定しながら会話や観察をすることにより，患者の状態のチェックを行う。すべての事項を一度にチェックすることは難しいが，徐々に増やし，それを記録に残すことで，患者の状態をより正確に把握できるようになる。

領域	チェック項目	質問例
運動	ふらつき・転倒	ふらついたり，転びそうになったことはありませんか？
	歩行状態	歩きにくくありませんか？
	めまい	めまいはしませんか？
	ふるえ	ふるえはありませんか？
	すくみ足	歩き出しはスムーズですか？
	手指の状態	力が入りにくい，動かしにくいところはありませんか？
	麻痺	麻痺しているところはありませんか？

患者の状況を聞き出すためのキーワード
立ち姿勢の様子（ほめると謙遜してマイナス要素が出てきやすい）・立ち上がるときに難儀・床から起き上がるのに難儀・最近の眼の調子・しびれ・正座ができない・昔のけが（事故や転倒など）・骨粗鬆症・膝関節痛・手すりが必要かどうか　など

必要な知識
筋弛緩作用
錐体外路症状
薬剤性パーキンソニズムとパーキンソン病の区別
突発性正常圧水頭症（iNPH）

運動

運動機能を把握する

運動機能の低下は、生活機能やQOLの低下につながりやすい。薬剤の影響を考える必要がある。普段から患者の動作をよく観察し、聴きとりをすることで、変化に気づきやすくなる。リハビリを効率的に行うためにも、薬剤の影響を初期段階でチェックしておく

運動機能をチェックすること

- 歩行中にぶつかることがある
- 遠くがぼやける
- 霧がかかったように見える
- 車の運転がしにくい

↓

目の機能低下に関する疾患や副作用を疑う
- 視覚障害（視力低下、視力消失、視力障害、視野消失など）
- 緑内障（眼圧亢進）　●眼底出血　●白内障（水晶体混濁）、網膜障害
- SE 上記のSEが出る薬剤をチェック

- まっすぐ歩けない
- ゆまいがある、ぶらつく
- 乗り物酔いしやすい
- 立ちくらみがする

↓

排尿後の起立性低血圧を疑う（失神、転倒）
- SE 起立性低血圧を起こしやすい薬剤をチェック（降圧薬全般、α₁遮断薬など）

介 段差、トイレの形状、手すりの有無など外的因子をチェック

平衡機能障害に関する疾患や症状、副作用を疑う
- 小脳変性症、パーキンソニズム、めまい、しびれ、眠気、ふらつき、運動失調など
- 筋障害に関する疾患や症状、副作用を疑う
- 腰部脊柱管狭窄症、閉塞性動脈硬化症、重症筋無力症、横紋筋融解症、ミオパシー、筋肉痛、四肢疼痛、多発性筋炎、けいれん、筋攣縮、筋硬直、手足のこわばり、脱力感、筋力低下、偽アルドステロン症、血清CPK値の上昇、低カリウム血症など。いずれも早期の専門医受診を勧める
- SE 上記のSEが出る薬剤をチェック

- 食事中にはしを落とすことがある
- 体が痛い。長距離を歩くと足が痛くなる
- 休に力が入らない
- 転倒する

↓

介 睡眠導入剤のうち、最高血中濃度到達時間が短いものは、効果発現が急なため、転倒につながりやすいというデータもあるので、本人や介護者に注意を促しておく

SE 間質性肺炎、Stevens-Johnson症候群（皮膚粘膜眼症候群）、全身性エリテマトーデス（SLE）、ライエル症候群（中毒性表皮死融解症）、偽アルドステロン症など

- 顔面蒼白
- 全身倦怠感 → **発汗など症状を伴えば低血糖を疑う**

- 歩行障害、尿失禁、認知障害があれば突発性正常水頭症（iNPH）も疑う → 専門医受診を勧める

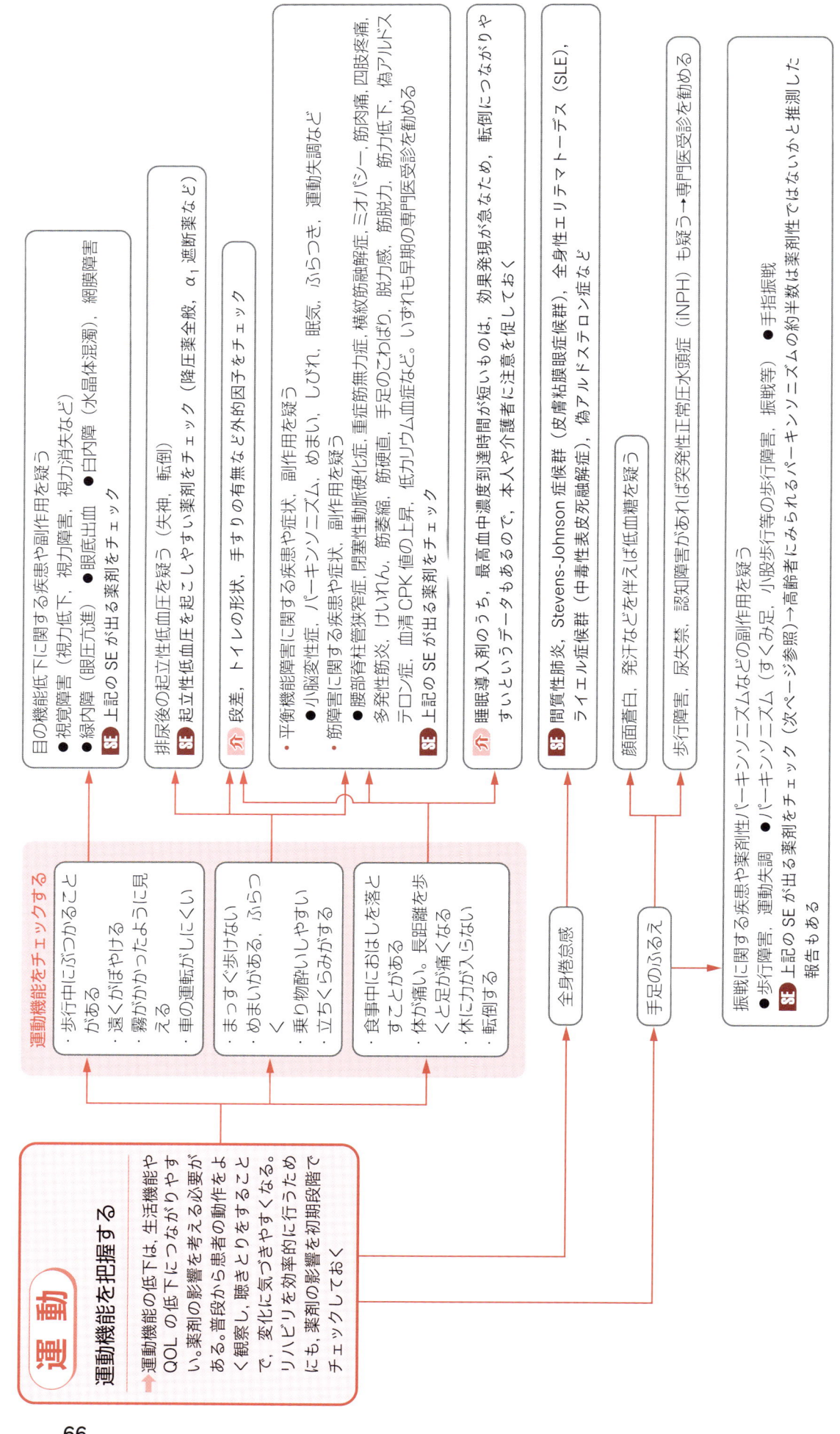

- 手足のふるえ → **パーキンソニズム（すくみ足、小股歩行等の歩行障害、振戦等） ●手指振戦**
- SE 上記のSEが出る薬剤をチェック（次ページ参照）→ 高齢者にみられるパーキンソニズムの約半数は薬剤性ではないかと推測した報告もある

振戦に関する疾患や薬剤性パーキンソニズムなどの副作用を疑う
- 歩行障害、運動失調　●パーキンソニズム（すくみ足、小股歩行等の歩行障害、振戦等）　●手指振戦
- SE 上記のSEが出る薬剤をチェック

転倒の危険因子

「内的要因」と「外的要因」がある。筋力低下や薬剤の影響で歩行、立位、座位能力が低下し転倒につながるものが内的要因。段差、障害物、坂といった普遍的な環境が影響するものが外的要因。家の中の段差やつまずきやすい履物の使用といった個別的なものも外的要因に含まれる。転倒はこれらの危険因子が重層的に絡み合ったものと言える

介 簡易転倒チェックシートによるチェックも有効

● 薬剤性パーキンソニズム

薬剤によって惹起される錐体外路症状 (extrapyramidal symptom：EPS) として、薬剤性パーキンソニズム、ジスキネジア (異常運動症)、アカシジア (長期正座不能)、運動性ジスキネジアがある。そのうち薬剤性パーキンソニズム患者にみられる症状は、振戦、すくみ足、小刻み歩行、姿勢異常、動作緩慢、姿勢保持・歩行、食事摂取、嚥下、姿勢保持、入浴、衣服の着脱など広範囲に影響を及ぼす。チアプリド、スルピリド、メトクロプラミド (定型抗精神病薬) の3つの薬剤は、ドパミン D₂ 受容体への親和性が非常に高いという報告がある。

● パーキンソン病と薬剤性パーキンソニズムの鑑別

薬剤性パーキンソニズムの患者は、非薬剤性パーキンソン病の患者に比べ、「進行が早い、突進現象が少ない、左右差が少なく、対称性のことが多い、姿勢時・動作時振戦が出現しやすい、ジスキネジア・アカシジアを伴うことが多い、抗パーキンソン剤の効果が少ない」といわれている。

● 薬剤性パーキンソニズムのチェックスコア

薬剤性パーキンソニズムは、必ずしも重篤になり生命に危険を及ぼすものではない。しかし頻度の高い病態であり、神経疾患以外の治療過程にも出現して、長期にわたり症状が持続してしまうことがあるため、早期発見が重要である。早期発見に有用とされる Liverpool University Neuroleptic Side-Effect Rating Scale (LUNSERS) から、錐体外路症状に関する項目だけを抜き出した表を示す。項目の合計が6点を超えたら、薬剤性パーキンソニズムを考慮した方がよい。

	0点	1点	2点	3点	4点
	全くない	ほとんどない	時々ある	よくある	頻繁にある
Muscle spasms 筋肉がつる					
Muscle stiffness 筋肉が固い					
Slowing of movements 動きが遅くなった					
Part of the body moving of their own accord 体の一部が勝手に動く					
Shakiness 揺れる感じがある					
Restlessness 落ち着きがない					
Drooling mouth よだれが出る					

[厚生労働省：重篤副作用疾患別対応マニュアル 薬剤性パーキンソニズム, 2006, LUNSERS の原著は Jung H, et al.：Liverpool university neuroleptic side-effect rating scale (LUNSERS) as a subjective measure of drug-induced parkinsonism and akathisia. Human Psychoparmacol, 20(1)：41-45, 2005]

● 簡易式の「転倒チェック」シート

7点以上は「要注意」

該当項目に✓をつける
□ 過去1年に転んだことがある　5点
□ 背中が丸くなってきた　2点
□ 歩く速度が遅くなってきたと思う　2点
□ つえを使っている　2点
□ 毎日5種類以上の薬を飲んでいる　2点
合計　　点

転倒危険度を察知するカットオフポイントは転倒スコア10点以上。感度、特異度とも70%以上と優れている。

[鳥羽研二 他：臨床に役立つ転倒転落発見のための「転倒スコア」. 日本医師会雑誌, 137(11)：2275-2279, 2009. 原著は鳥羽研二 他：転倒リスク予測のための「転倒スコア」の開発と妥当性の検証. 日本老年医学会雑誌, 42(3)：346-352, 2005]

● 睡眠薬によるふらつきに関する指標

睡眠編にある「睡眠薬の半減期」の表を参照のうえ、筋弛緩作用の欄に注意する。

ニトラゼパムの筋弛緩作用を1としたときの強さを記している部分があるが、これらを見るとエチゾラム (デパスなど)、トリアゾラム (ハルシオンなど) は比較的、弛緩作用が強いことがわかる。ただし、筋弛緩作用は弱くとも Tmax が早い薬は急激な眠気が出るので転倒につながりやすい。いずれの薬も使用頻度が高いので転倒予防のための指導は徹底したい。特にもともと歩行困難などが見られる患者、高齢者には初回投与時からの注意喚起は欠かせない。

I 食事編

II 排泄編

III 睡眠編

IV 運動編

V 認知機能編

●錐体外路症状，錐体外路障害あるいはパーキンソニズムの主な原因医薬品一覧

薬効分類		一般名
全身麻酔剤		ドロペリドール
催眠鎮静剤，抗不安剤		タンドスピロン
抗てんかん剤		バルプロ酸ナトリウム
精神神経用薬	フェノチアジン系	フルフェナジン，クロルプロマジン，チオリダジン，レボメプロマジン，クロルプロマジン・プロメタジン配合剤，ペルフェナジン，プロクロルペラジン，プロペリシアジン，トリフロペラジン
	ブチロフェノン系	ハロペリドール，フロロピパミド，モペロン，スピペロン，チミペロン，ブロムペリドール
	ベンザミド系	スルトプリド，スルピリド，ネモナプリド，チアプリド
	非定型	ペロスピロン，オランザピン，リスペリドン，クエチアピン
	その他	カルピプラミン，クロカプラミン，モサプラミン，オキシペルチン，ゾテピン，ピモジド
	三環系抗うつ剤	アモキサピン，アミトリプチリン，イミプラミン，クロミプラミン，ノルトリプチリン，ロフェプラミン，トリミプラミン
	四環系抗うつ剤	マプロチリン，ミアンセリン
	その他の抗うつ剤	トラゾドン，ミルナシプラン，パロキセチン，フルボキサミン
その他の中枢神経系用薬		ドネペジル
眼科用剤		ベルテポルフィン
血圧降下剤		マニジピン，メチルドパ，レセルピン・ベンチルヒドロクロロチアジド配合剤，レシナミン，レセルピン，レセルピン・ヒドララジン配合剤，ジルチアゼム
消化性潰瘍用薬		ラニチジン，クレボプリド，スルピリド
その他の消化器官用薬		ドンペリドン，メトクロプラミド，イトプリド，オンダンセトロン
その他の泌尿生殖器官及び肛門用薬		プロピベリン
ビタミンA及びD剤		ファレカルシトリオール
無機質製剤		塩化マンガン・硫酸亜鉛配合剤
他に分類されない代謝性医薬品		シクロスポリン
抗悪性腫瘍剤	アルキル化剤	イホスファミド
	代謝拮抗剤	カペシタビン，カルモフール，テガフール，テガフール・ウラシル，テガフール・ギメラシル・オテラシル配合剤，ドキシフルリジン，フルオロウラシル
その他のアレルギー用薬		オキサトミド
主としてカビに作用するもの		ボリコナゾール
その他の生物学的製剤		インターフェロンアルファ-2b（遺伝子組換え），インターフェロンアルファ（BALL-1），インターフェロンアルファ（NAMALWA）
合成麻薬		フェンタニル，フェンタニル・ドロペリドール配合剤

（厚生労働省：重篤副作用疾患別対応マニュアル薬剤性パーキンソニズム，2006，2008一部修正）

症例とその解説

　運動機能の低下は，ADLやQOLの低下に直結する。これは加齢によるものだけでなく，薬剤の副作用によるふらつき，手足の振戦などが原因となり，結果的に運動機能が低下するものもある。副作用として「筋弛緩作用」や「錐体外路症状」を持つ薬剤には，特に注意を払いたい。

症例1：70歳代　女性　強い脱力感による失禁でQOL低下

脳梗塞後遺症による左片麻痺がある。時折，筋肉のひきつけによる痛みが出るため，筋緊張改善薬を服用している。左腕肘関節の硬化を防ぐリハビリも行っている。
在宅訪問時に「体がだるく感じる，力が入らない，ふらついて転倒しそうになる，といったことはありませんか？」と質問したところ，家族より「普段は自分でベッド横のポータブルトイレに移動できるのだが，筋緊張改善薬の服用後2時間は体に力が入らないらしく，ベッドから起き上がれない。先日，この2時間の間に失禁してしまい，仕方なくおむつの着用を開始した」との回答があった。

解説

　筋緊張改善剤の服用により脱力感が強く出ている可能性が高いと考え，薬剤師から処方医へこの内容を連絡し，相談した。その結果，医師から「関節のリハビリのためには，服薬の中止はし難い。しかし，QOLの低下は出来るだけ防ぎたいので，まずは，服用時点を変えてみたい」との回答があった。そこで，食事が済んでからの2時間程は尿意，便意が起こりやすいため，服用をそれらが治まる食事の2時間後としたところ，ベッド上での尿便の失禁が解消し，おむつが不要となった。

　この症例の場合，患者（家族）への質問をきっかけに，薬剤の服用時点を変更し，患者のQOLを向上させることが出来たが，「仕方なくおむつを着用していた」に代表されるように，患者（家族）は概して医療行為をそのまま受け入れやすい。排泄は人間としての尊厳に大きく係わるものである。薬の目的と副作用を十分に説明し，患者（家族）からの聞き取りを十分に行うことが重要である。

症例2：80歳代　女性　筋弛緩作用で転倒し処方変更

足腰の筋力低下により，転倒しそうになることがしばしばあり，歩行時には杖を使用している。寝つきが悪いことを医師に相談したところ「弱めの安定剤」と言われ「エチゾラム」を処方された。寝つきは改善したものの，夜間排尿時に普段以上に足腰に力が入らず転倒し，頭をぶつけてしまった。薬剤師と医師で相談し，筋弛緩作用の弱い薬剤に処方変更した。

解説

　エチゾラムやトリアゾラムのように作用時間は短くても，筋弛緩作用の強い薬剤の場合，ふらつき，転倒への注意が必要となる。特に患者が中途覚醒した場合，筋肉に力が入らず，危険な状況になることも考えられる。その他，中〜長時間型睡眠薬は，作用時間が長いので，寝る前に服用したとしても，日中まで作用が残る。高齢者の場合は特に日中の傾眠やふらつき，転倒への注意が必要

● 運動編

となる。
　筋弛緩作用が弱い薬剤としてゾピクロン，ゾルピデムがあげられるが，これらは最高血中濃度に到達する時間が早く，急に効果が発現することがあるので，布団に入るまでに時間を要すると，その間の転倒リスクが高くなる。そのため，服用後速やかに布団に入ることを説明する必要がある。
　また高齢者の場合，腎クリアランスが低下してしまい，短時間型睡眠薬でも，効果が長く続いてしまう場合があることも想定する必要がある。特にゾルピデムは若年層と比べて明らかに高齢者の方がC_{max}，AUCが増大する（女性の方が顕著）。

症例3：70歳代　女性　薬剤性パーキンソニズムで交通事故寸前に

胃腸症状，および軽度のうつ傾向の改善目的で，4年前より継続してスルピリドとドンペリドンを併用している。次第に軽度振戦や歩行難（小股歩行）の傾向が見られたので，薬剤師より「薬剤性パーキンソニズムの疑い」として処方医に疑義照会したが，「因果関係がはっきりしない」との返答であったため，投薬を継続していた。ある日，患者が横断歩道の真ん中で立ち往生してしまい，交通事故寸前となった。
そこでパーキンソン症状患者を多く手がける別の医師を受診し，薬剤性パーキンソニズムと診断され投薬中止となった。その結果，数カ月を経て薬剤性パーキンソニズムは見られなくなった。

解説

　パーキンソン病と薬剤性パーキンソニズムの鑑別のポイントを薬剤師が知っておくことは重要である。薬剤性パーキンソニズムはパーキンソン病に比べ，「進行が早い，突進現象が少ない，左右差が少なく対称性のことが多い，姿勢時・動作時に振戦が出現しやすい，ジスキネジアやアカシジアを伴うことが多い」などの特徴があり，早期発見が求められる。歩行障害以外の症状として振戦，嚥下障害，仮面様症状などもチェックするとよい。

まとめ

　着衣，排泄，歩行，食事摂取，読み書きなどの日常の生活動作が，服薬による筋力低下，筋弛緩作用，そして薬剤性パーキンソニズム等を原因とし，妨げられてしまうことがある。薬剤師は，それらを防ぎ，緩和し，患者さんのADLやQOLを向上させるように努める必要がある。もし「薬剤の影響ではないか？」と疑う症状を見つけた時には，速やかに医師に相談し，早期の解決へとつなげていきたい。

確認問題

運動機能に関する以下の設問に答えよ。

1 薬剤性パーキンソニズムについて答えよ。

❶発現する可能性のある症状を列挙し，それぞれどのような点に注意して患者を観察すればよいかのポイントを述べよ。
❷薬剤による影響があるとすれば，どのような薬剤が考えられるか？
❸薬剤性パーキンソニズムとパーキンソン病を鑑別するときのポイントを述べよ。

2 「睡眠導入薬を服用後，30分くらいそのまま用事をしていたところ，急に眠くなり転倒した」と患者から訴えがあった。

薬剤による影響があるとすれば，どのようなアドバイスが必要か？

3 チザニジン塩酸塩とSSRIのフルボキサミンは併用禁忌だが，その理由を述べよ（❶）。また，どのような状況で両者を併用する処方が行われてしまう可能性があるか例を挙げよ（❷）。

（回答例は 72 〜 73 ページ）

● 運動編

確認問題回答例

1 薬剤性パーキンソニズムについて答えよ。

❶発現する可能性のある症状と観察のポイント

症状	観察のポイント
歩行障害（すくみ足，小股歩行）	歩行状態，歩幅，特に第1歩目
仮面様表情	笑顔，表情の変化有無
手指のふるえ	支払い時，文字記入時などのふるえ 衣服着用時にボタンを留めづらいことはないか 食事時にはしや椀を持つ手がふるえないか
姿勢異常，動作緩慢，よだれ	姿勢異常，動作緩慢，よだれの有無
舌の動き悪化	食事時の嚥下状態（時間，誤嚥），口内残さ物有無（食事，薬）

❷ドパミンD_2受容体との親和性が高いチアプリド，スルピリド，メトクロプラミドは特に注意する。他にも可能性がある薬剤は多い（67ページ「薬剤性パーキンソニズム」参照）。
❸薬剤性パーキンソニズムの方が，「進行が早い，突進現象が少ない，左右差は少なく，対称性のことが多い，姿勢時・動作時振戦が出現しやすい，ジスキネジア，アカシジアを伴うことが多い，抗パーキンソン薬の効果が少ない」などの特徴がある。

2 「睡眠導入薬を服用後，30分くらいそのまま用事をしていたところ，急に眠くなり転倒した」と患者から訴えがあった。

睡眠編の問題にもあるが，超短時間型の睡眠導入薬は効果発現が非常に早い。この場合，服用後30分用事をしている間に，効果が出たものと考えられる。「15分以内に布団に入れる態勢を整えてから，睡眠薬を服用するようにした方がよい」とアドバイスする。

3 ❶チザニジン塩酸塩とSSRIのフルボキサミンは併用禁忌だが，その理由を述べよ。

チザニジンはCYP1A2で主に代謝される。フルボキサミンはCYP1A2を阻害する。ゆえに併用するとチザニジンが，代謝されず血中濃度が上昇する。30倍～100倍になる報告もあり，急激な血圧低下や筋弛緩作用による転倒の危険性が懸念される。

❷ **どのような状況で両者を併用する処方が行われてしまう可能性があるか例を挙げよ。**

（例1）脳血管性認知症患者＊の場合，抑うつ状態への第1選択はフルボキサミンなどのSSRIが推奨されている。脳血管性認知症患者は種々の要因から関節拘縮になることが多く，一般的には，関節拘縮に対してチザニジンが処方されるため，両者を併用する処方が行われてしまう確率が高くなる。

＊認知症と脳血管障害の両方があり，両者に因果関係があると判断される場合に該当する。早期に歩行障害や尿失禁が見られ，伴って人格変化，抑うつ，精神運動遅延，転倒，病的泣き笑いなどがあるのが特徴。

（例2）肩こりや腰痛で整形外科を受診しチザニジンが処方される。しかし，そうした体調不良の原因がストレスであった場合，抑うつ状態を改善するために心療内科でフルボキサミンが処方されることがある。

V 認知機能編

症状の分類と薬物治療だけでなく幅の広いケアの概念を理解する。また，認知機能低下とそれに伴う周辺症状において，治療に用いている薬物が増悪要因となることがあり，服薬支援と生活状況のチェックも必要となる。

- 患者の言葉，キーワード ……………………………… 77
- 体調チェック・フローチャート ……………………… 78
- 症例とその解説 ………………………………………… 80
- 確認問題 ………………………………………………… 82
- 確認問題回答例 ………………………………………… 84
- 参考資料
  - これだけは押さえておきたい認知症の基礎知識 …… 87

患者の言葉，キーワード

以下のようなキーワードを想定しながら会話や観察をすることにより，患者の状態のチェックを行う。すべての事項を一度にチェックすることは難しいが，徐々に増やし，それを記録に残すことで，患者の状態をより正確に把握できるようになる。

領域	チェック項目	質問例
認知機能の低下およびその周辺症状（BPSD）	**中核症状** 失認，失行，言語障害（失語），見当識障害，記銘力・判断力低下，近時記憶障害 など	・もの忘れが目立ちますか？ ・数分前のことを忘れてしまうことがありますか？ ・同じことを何回も聞いたりすることはありますか？ ・今までできていたことができなくなったり，ものの使い方がわからなくなったりすることはありますか？
	周辺症状（BPSD） 易怒，攻撃性，暴言，暴行，自発性・意欲低下，とられ妄想，徘徊，嗜好変化など	・何となく元気がないような気がしませんか？ ・ふさぎ込むことが（よく）ありませんか？ ・眠れないことが（よく）ありませんか？ ・頭が重いことがありますか？
	その他 薬剤性の記憶障害，抑うつ，認知機能低下など	（観察項目） ・表情や態度に自信がなくなっている。 ・ちょっとしたことにも不安がったりイライラしている。 ・支払い時に，小銭があるときでもお札で支払っている。 ・何度も同じことで薬局に電話をかけてくる。 ・見えないはずの人物や物体のことを頻繁に話す。 ・徘徊して迷子になることがある。

患者の状況を聞き出すためのキーワード
　同じ言動の繰り返し，さっき食べたことを忘れる，ふらりと出て行ってしまう，座っていても眠っているようにみえる，目つきが険しくなった，目が離せない，介護負担，家族のストレスなど

必要な知識
　中核症状とBPSDの区別
　BPSDへの対応（非薬物療法含む）
　認知症のタイプ

認知機能

認知機能の状態を把握する

- 近時記憶障害(数分前の会話や薬を飲んだか忘れる) ●失認(近所で道に迷う) ●失認(物の使い方や薬の飲み方がわからなくなった) ●失語(言葉が出ない)
- 実行機能障害(目的に合った買い物ができない)
- 薬をよく飲み忘れる、飲み間違える 以下の「基本チェックリスト(特に高齢者把握事業)の認知機能部分も利用
- 周りの人から「いつも同じ事を聞く」などの物忘れがあると言われる
- 自分で電話番号を調べて、電話をかけることができない
- 今日が何月何日かわからない時がある

↓

問題がない → ひとまず認知に関する問題はない

問題がある →
- ごくまれにある ⇒ 一過性健忘、短期記憶障害。エピソードの一部を忘れる
- 頻繁にある ⇒ 記憶、判断、失行、失認、失語、実行障害、エピソードそのものを忘れる(中核症状)

受診していない ⇒ 専門医の受診を勧める

受診している(治療中)
認知症の種類と服用中の薬剤をチェック(79ページ参照)

周辺症状(BPSD)がある

まずは非薬物療法
周辺症状の3要因である身体的、環境的、心理的要因への対応が重要。併せて介護サービスでの周辺症状への対応が可能かどうかの検討も行う

脳血管性認知症の予防

- 1次予防:生活習慣の改善→喫煙、過度の飲酒、高塩分、高脂肪食を控える。十分な睡眠。ストレスの軽減
- 2次予防:疾病の治療→血圧、コレステロール、血糖・高脂血症などのコントロール(治療薬をきちんと服用する)

認知症そのものの予防

認知症は生理的ぼけ、役割、社会関係の3つが影響し、予防には水分摂取、食事、便秘をしない。地域の人の集まりに参加し、仲間とかかわり合うことが大事

- 年齢相応の一過性の健忘症の可能性もある
- 薬剤性の認知機能障害を含む精神障害の報告がある薬剤に注意 認知機能障害を含む精神障害の報告と主な症状は以下の通り

① ベンゾジアゼピン(BZ)系
一過性健忘、急性せん妄、長期服用による認知機能障害
② コリン薬・抗コリン作用のある薬剤
記憶力・記銘力の低下、せん妄出現
③ 抗うつ薬
抗コリン作用による認知機能障害:三環系抗うつ薬
焦燥、興奮:SSRIおよびSNRI
④ 抗精神病薬
過鎮静、抗コリン作用による認知機能低下
⑤ 抗パーキンソン病薬
幻視・幻視、精神障害を起こしやすい薬剤
⑥ その他、有機能低下時、利尿薬、NSAIDs・NSAIDs 服用時はリチウム中毒(特に脂肪性低下時、抗てんかん薬、NSAIDs、H2ブロッカー、抗菌薬(βラクタム系のカルバペネムは痙攣や意識障害の発現に注意、ニューキノロン系はNSAIDs併用時の痙攣の発現に注意)、抗ウイルス薬、抗腫瘍薬(白質障害による遅発性脳症に注意)、循環器用薬(ジギタリス中毒:失見当識せん妄、Ca拮抗薬、ACE阻害薬、β遮断薬など)、ステロイドなど

BPSDによく使われる薬剤

① 易怒性、攻撃性
定型抗精神病薬:チアプリドなど(レビー小体型やパーキンソン病型には使用を避ける)
非定型抗精神不安薬:リスペリドン、クエチアピンなど(低用量から始めること)、抑肝散、抑肝散加陳皮半夏エキス(体力低下)
その他:ラベンダーアロマ(発作中の患者の近くに一振りすると攻撃性が低下したとの報告あり)

② 幻覚・妄想状態
レビー小体型の場合:アセチルコリンエステラーゼ阻害薬や抑肝散、非定型抗精神病薬のリスペリドンなど少量から使用する場合あり

③ せん妄
チアプリド、リスペリドン、クエチアピンを少量から夕食あるいは就寝前に使用。日中は活動が低下するので原則避ける。
その他身体・心理・環境の因子が大きいのでそれらを見直すこと。薬剤性にも注意。

④ 抑うつ(意欲低下)状態
SSRI、SNRIが中心(三環系は作用が強いので避ける)
その他:フルボキサミンはミルタザピン(排尿障害注意)やアセチルコリンエステラーゼ阻害薬のアリセプト(抑うつに類似して自発・意欲低下)に対しても有効

ADの抑うつ状態にミルタザピン(排尿障害注意)やアセチルコリンエステラーゼ阻害薬のアリセプト(抑うつに類似して自発・意欲低下)に対しても有効

---

*米国FDAでは、BPSDに対する非定型抗精神病薬の使用で死亡率が1.7倍上昇するとして長期処方を原則禁止している。他国では、定型抗精神病薬でも死亡率の上昇報告がある。

認知症の分類と使用薬剤

アルツハイマー型認知症：Dementia of Alzheimer's Type：DAT

アルツハイマー病、Alzheimer's Disease：AD と表現することもある。
認知症全体の62%を占めるこのうちVDとの混合型が43%である。マイネルト基底核から投射されるアセチルコリン(Ach)作動系神経系の早期脱落を原因とする。中核症状として記憶障害、見当識障害、記銘力低下、失認、失行などが見られる。周辺症状としてうつ、幻覚、妄想、せん妄などの精神症状が見られる。

薬剤：AChE阻害薬による中核症状の改善。抗精神病薬や抑肝散による周辺症状の改善

SE：興奮、吐気、食欲不振に注意。

脳血管性認知症：Vascular Dementia：VD

ADとの合併例も多く、約18%を占める。認知症と脳血管障害の両方があり、両者に因果関係があると判断される場合、これに分類される。早期に歩行障害や尿失禁が見られ、人格変化、抑うつ、精神運動遅延、転倒、病的泣き笑いなどを伴うのが特徴（この症状をADとの区別に用いる）。
VDの場合、AChE阻害薬だけでは効果が十分に見られないことが多く、抑うつ状態の治療としてSSRIやSNRIなども用いる。

薬剤：吐気など胃腸症候群などに注意。

レビー小体型認知症：Dementia with Lewy Bodies：DLB

好酸性の封入体であるレビー小体が、神経細胞内や脳幹のモノアミン神経系、皮質ニューロンに出現することが原因とされている。レビー小体の存在とともに、認知機能障害や幻視に加え、レム睡眠行動異常症と呼ばれる睡眠時異常があり、寝言や行動異常を伴う場合、DLBと診断される。
パーキンソニズムが付随してくる場合もある。家族に対する聞き取りがとても重要になる。大脳皮質でのAch濃度はADの場合より低いとされているので、AChE阻害薬は効果があるとされている(2011年6月時点では適用外)。
幻覚・幻視の改善に対して、定型抗精神病薬を使用すると、ドパミンD_2受容体が遮断されパーキンソニズムを悪化させる可能性が大きいため、使用は控えたがよい。非定型抗精神病薬が使用されているが、これも活動性を著しく下げる場合があるので要注意。

薬剤：幻覚・幻視の改善に対して、定型抗精神病薬を使用すると、ドパミンD_2受容体が遮断されパーキンソニズムを悪化させる可能性が大きいため、使用は控えたがよい。非定型抗精神病薬が使用されているが、これも活動性を著しく下げる場合があるので要注意。

パーキンソン病型認知症：Parkinson's Disease with Dementia：PDD

筋固縮、動作緩慢、振戦などのパーキンソニズムが先に見られ、後から幻覚・幻視、認知機能障害が続く。DLBと似ているが、発症する状態の順序が違う。

薬剤：DLBと同じように定型抗精神病薬に注意。

前頭側頭型認知症：Frontotemporal Dementia：FTD

語義失語、人格の変化、情動障害が特徴であり、前頭側頭葉変性症(FTLD)と総称されることもある。ADの患者のケアよりも困難を伴うことが多いが、記憶が保たれていることが特徴。この病理学的亜型としてピック病がある。前頭葉優位型ピック病では近時記憶障害、見当識障害はみられなく、人格、食、感情に変化が見られ、行動異常症状の中心となる。側頭葉優位型ピック病は意味性認知とも呼ばれ、語義失語が特徴。

薬剤：SSRIが、FTDないしFTLDの脱抑制、常同行動、食行動異常に効果ありという報告がある。

二次性認知症

頭蓋内病変、代謝異常、内分泌異常、中毒性疾患（薬剤・金属）、精神科疾患（うつ）といったものに因り発する認知症を総称して2次認知症と呼ぶ。
「正常圧水頭症(NPH)」は精神活動の低下（痴呆）、歩行障害、尿失禁の3つが主症状で、認知症全体の5〜6%を占める。加齢に関わる何らかの原因により髄液の流れや吸収が妨げられ、脳室に髄液がたまり脳室が拡大して引き起こされる続発性NPHと原因不明のものを特発性NPHと呼び、くも膜下出血、頭部外傷、頭部外科などがあげられる。また、薬剤が引き起こす認知機能障害として、「高齢入院患者のせん妄のうち11〜30%が薬剤性」や、「認知症が疑われた患者の2〜12%が薬剤性」などの報告もある。

● 認知機能編

症例とその解説

　認知機能の低下は，認知症や加齢によるものだけではなく，薬剤によっても生じる。原因に関係なく，いずれの場合もADLやQOLの低下が見られるので，早期の適切な応対が必要となる。
　また，認知症において，中核症状とともに，なんらかの周辺症状（BPSD）が見られる場合には，介護の手間や見守りの必要度が増すことが多い。BPSDへの対応には，薬物療法および非薬物療法があるため，それらの留意点を知っていただきたい。

症例1：80歳代　男性　　抗不安薬の長期連用で認知機能が低下

老人保健施設から有料介護老人ホームへ転居。要介護認定5。老人保健施設入居中より昼夜を問わず覚醒時間が少なく臥床状態。声がけにも反応乏しい。仙骨部皮膚の変色あり，定時的な体位交換などで褥瘡予防を行っている。覚醒時に合わせて食事介助（全介助）を受けている。日時や場所の認識がなく，施設スタッフの顔や名前も記憶していない。発語も不明瞭である。家族は認知症状と捉え脳循環代謝改善薬やドネペジルの投与を希望しているが，前医からは抗不安薬等も処方されているため，主治医から薬剤師に相談があった。検討の結果，クロキサゾラムの漸減・中止を提案した。その結果，覚醒時間が徐々に長くなり，記銘力が回復し会話によるコミュニケーションも可能となった。現在は，ポータブルトイレへの移乗を目標にリハビリを開始している。

解説

　家族の話によれば，前施設では不定愁訴に対しクロキサゾラムが処方されたという。長期にわたる服用により見当識障害が発現し，認知症様の症状を呈していたと考えられる。クロキサゾラム服用中止後は意識が清明となり，記銘力も生活上問題ないレベルに改善した。施設スタッフや他の施設入所者ともコミュニケーションできるようになり，社会性を取り戻すことができた。また，その後の要介護認定更新時には要介護3との判定を受けている。抗不安剤がもたらす意識レベルの低下がQOLを極端に低下させていた例である。

症例2：60歳代　男性　　抗精神病薬を中止し見当識障害が改善

肝がん終末期に退院，在宅療養へ移行。著名な見当識障害（JCS＝2～10）とせん妄あり，苦痛の訴えはないものの発語も不明瞭で家族とのコミュニケーションが図れず，家族のストレスも増大。入院中から退院時処方にかけて，終末期せん妄との診断にてリスペリドン水溶液が処方されていた。医師や家族と相談のうえ，リスペリドンの服用を中止したところ2日後より見当識障害が改善し，日常会話が交わせるまでに回復した。それから，亡くなるまで約2カ月間，家族と水入らずの生活を送った。

解説

　入院中発現したせん妄に対してリスペリドン水溶液が処方されていた。採血検査の結果，見当識障害とせん妄は肝機能低下を主因とした症状と考えられたことから，分枝鎖アミノ酸製剤が投与されることとなった。その際，分枝鎖アミノ酸製剤の投与により，症状の改善が可能であると予想で

きたため，リスペリドンを中止した。その結果，せん妄と見当識障害が改善し，介助による歩行も可能となり，家族と外食を楽しむまでに至った。またリスペリドンの中止により歩行が回復したことから，薬剤性パーキンソニズムが発症していた可能性もある。

症例3：70歳代　女性　安易な薬剤使用を避け介護で対応

認知症患者が有料介護老人ホームに入所した。入所当日からせん妄と不眠が見られ，「実家に帰る」と言っては施設の玄関付近に座り込んでいる。施設スタッフから薬剤師に睡眠薬や抗不安薬を処方してはどうかという旨の相談があった。施設責任者や介護担当スタッフと話し合ったが，まだ入所間もなく新しい生活環境に慣れるための時間も必要であり，ある程度までは精神症状に対して介護対応で様子をみるべきであろうとの結論に達する。

解説

　BPSDは家族や介護者をはじめとする周囲の人に多大なストレスを与えやすい。このため，周囲の負担を軽減するために薬剤を投与する場合もある。しかし，患者を抑制するために安易に薬剤を処方することは，患者に身体的負担をもたらす危険性があるのはもちろんのこと，倫理的観点からも避ける努力が必要であろう。

　BPSDへの対応は，身体，環境，心理の3要因を整えることを意識するとよい。この症例では，患者自身が環境変化にまだ適応できていないと考えられること，易怒性や攻撃性はみられないことなどから介護による対応を基本とした。その後数日ほどで患者は落ち着きを取り戻し，穏やかな生活を送るようになった。

症例4：80歳代　男性　認知症状やBPSDは認知症以外の原因でも

認知症，肺がん（多発性転移）で在宅療養中（老老介護）。不眠とせん妄が発現し，四六時中つき添っている妻が強い疲労と介護の限界を訴えた。症状の原因として認知症によるBPSD，脳転移，がんの進行に伴う電解質異常などが考えられた。応急処置的にクエチアピンを投与したところ有効ではあったが，鎮静傾向が強かったため逆に家族は不安を示した。一方，採血検査の結果，補正Ca値が12mg/dLを超えており，口渇も認めたため高Ca血症と判断，ビスホスホネート注射製剤を投与しながらリスペリドン0.5mgを1日1回程度頓用し経過観察を行った。

解説

　認知症に加えて複数の疾患が混在している場合，認知症状やBPSD（に見えるもの）が必ずしも認知症によるものではない可能性がある。症状の原因がどこにあるかについて，思い込みに基づく治療や対処を行う危険性を常に認識しなければ，真の原因に気づくことは難しくなる。

● 認知機能編

確認問題

薬剤師が，患者の「見た目」や「聞き取り」により認知機能の低下に気づくことは多い。認知症全般に関する以下の設問に答えよ。

1 「昔のことは結構覚えているのだけれど，つい最近のことを忘れてしまう」。これらは認知症の中核症状のうち近時記憶障害と呼ばれる症状である。中核症状には，ほかにどのような症状があるか。

2 認知症の周辺症状（BPSD）にはどのようなものがあるか。

3 BPSDの出現は本人も周囲も負担に感じることが多い。BPSDを緩和するためには薬剤だけで対応するのではなく，3つの要因を考えることが必要とされている。その3つの要因を挙げよ。

4 BPSDの改善目的に用いる薬剤を挙げよ。

5 主たる認知症の病態や使用薬剤における注意点について説明した文章中の空欄を埋めよ。

1）アルツハイマー型認知症
- アルツハイマー型認知症は認知症全体の62％を占め，脳血管性認知症との混合型が43％である。
- （　　　　）から投射される（　　　　）作動系神経系の早期脱落を原因とする。
- （　　　　）症状として記憶障害，見当識障害，記銘力低下，失認，失行などが見られる。
- （　　　　）症状として抑うつ，幻覚，妄想，せん妄などの精神症状が見られる。
- 薬剤：（　　　　）薬などによる中核症状の改善。抗精神病薬や抑肝散による（　　　　）症状の改善。
- 副作用として（　　　　），（　　　　），（　　　　）などに注意。

2）脳血管性認知症
- 脳血管性認知症はアルツハイマー型認知症との合併例も多く，約18％を占める。
- 認知症と（　　　　）の両方があり，両者に因果関係があると判断される場合，これに分類される。
- 早期に（　　　　）や（　　　　）が見られ，（　　　　），（　　　　），（　　　　），転倒，病的泣き笑いなどを伴うのが特徴（この症状をアルツハイマー型認知症との区別に用いる）。
- 薬剤：脳血管性認知症の場合，アセチルコリンエステラーゼ阻害薬だけでは脳血管性認知症の特徴的症状への効果が十分に見られないことが多く，抑うつ状態の治療として（　　　　）や（　　　　）なども用いる。
- 副作用として吐気など胃腸症状，（　　　　）症候群などに注意する。

確認問題

3）レビー小体型認知症

- レビー小体型認知症は，好酸性の硝子封入体である（　　　　　）が，神経細胞や脳幹のモノアミン神経系，皮質ニューロンに出現することが原因とされている。
- レビー小体の存在とともに，（　　　　　）や（　　　　　）に加え，（　　　　　）と呼ばれる睡眠時異常があり，寝言や行動異常が伴う場合，レビー小体型認知症と診断される。
- （　　　　　）が付随してくる場合もある。家族に対する聞き取りがとても重要になる。
- 大脳皮質でのアセチルコリン濃度はアルツハイマー型認知症の場合より低いとされているので，（　　　　　）薬は効果があるとされている（2011年6月時点では適応外）。
- 薬剤：幻覚・幻視の改善に対して，（　　　　　）薬を使用すると，ドパミンD_2受容体が遮断されパーキンソニズムを悪化させる可能性が大きいため使用は控えた方がよい。そのため，（　　　　　）薬が使用されているが，これも活動性を著しく下げる場合があるので注意が必要。

4）パーキンソン病認知症

- （　　　　　），（　　　　　），（　　　　　）などのパーキンソニズムが先に見られ，後から（　　　　　），（　　　　　），（　　　　　）障害が続く。レビー小体型認知症と似ているが，発症する状態の順序が違う。
- 薬剤：レビー小体型認知症と同じように（　　　　　）薬には注意。

5）前頭側頭型認知症

- （　　　　　），（　　　　　），（　　　　　）が特徴であり，前頭側頭葉変性症と総称されることもある。
- アルツハイマー型認知症患者のケアよりも困難を伴うことが多いが，（　　　　　）が保たれていることが特徴。
- この病理学的亜型としてピック病がある。前頭葉優位型ピック病では近時記憶障害，見当識障害は少なく，（　　　　　），（　　　　　），（　　　　　）に変化が見られ，（　　　　　）が症状の中心となる。
- 側頭葉優位型ピック病は意味性認知とも呼ばれ，（　　　　　）が特徴。
- 薬剤：（　　　　　）が，前頭側頭型認知症ないし前頭側頭葉変性症の脱抑制，常同行動，食行動異常に効果ありという報告がある。

6）2次性認知症

- 頭蓋内病変，代謝異常，内分泌異常，中毒性疾患（薬剤・金属），精神科疾患（うつ）といったものに因を発する認知症を総称して2次性認知症と呼ぶ。このうち正常圧水頭症は（　　　　　），（　　　　　），（　　　　　）の3つが主症状で，認知症全体の5〜6%を占める。加齢に関わる何らかの原因により（　　　　　）の流れや吸収が妨げられ，（　　　　　）に（　　　　　）がたまり（　　　　　）が拡大して引き起こされる。
- 原因不明のものを特発性正常圧水頭症，原因が明らかなものを続発性正常圧水頭症と呼び，くも膜下出血，頭部外傷，髄膜炎などがあげられる。
- 薬剤が引き起こす認知機能障害として，「高齢入院患者のせん妄のうち11〜30%は薬剤性」や，「認知症が疑われた患者の2〜12%が薬剤性」などの報告もある。

（回答例は 84 〜 86 ページ）

● 認知機能編

確認問題回答例

1 「昔のことは結構覚えているのだけれど，つい最近のことを忘れてしまう」。これらは認知症の中核症状のうち近時記憶障害と呼ばれる症状である。中核症状には，ほかにどのような症状があるか。

> 失認，失行，言語障害（失語），見当識障害，記銘力・判断力低下

2 認知症の周辺症状（BPSD）にはどのようなものがあるか。

> 易怒，攻撃性，暴言，暴行，自発性・意欲低下，とられ妄想，徘徊，嗜好変化など

3 BPSDの出現は本人も周囲も負担に感じることが多い。BPSDを緩和するためには薬剤だけで対応するのではなく，3つの要因を考えることが必要とされている。その3つの要因を挙げよ。

> ❶身体的要因：脳血管障害感染症などの身体疾患，薬物の影響，電解質バランス変化，栄養不良，不眠，過労など
> ❷環境的要因：1人暮らし，転居，慣れない施設や集団生活など）
> ❸心理的要因：喪失体験（身近な人との死別），心細さ（孤独，死への恐怖，経済的不安）など

4 BPSDの改善目的に用いる薬剤を挙げよ。

> 易怒性，攻撃性
>   定型抗精神病薬：チアプリドなど（レビー小体型認知症には使用を避ける）
>   定型抗不安薬：リスペリドン，クエチアピンなど（低用量から始める）
>   抑肝散，抑肝散加陳皮半夏（体力低下者）
> 幻覚・妄想状態
>   レビー小体型認知症の場合：ドネペジルや抑肝散の方が抗精神病薬より安全
>   非定型抗精神病薬：リスペリドンなどを少量から

5 主たる認知症の病態や使用薬剤における注意点について説明した文章中の空欄を埋めよ。

1) アルツハイマー型認知症
- アルツハイマー型認知症は認知症全体の62％を占め，脳血管性認知症との混合型が43％である。
- （マイネルト基底核）から投射される（アセチルコリン）作動系神経系の早期脱落を原因とする。
- （中核）症状として記憶障害，見当識障害，記銘力低下，失認，失行などが見られる。
- （周辺）症状として抑うつ，幻覚，妄想，せん妄などの精神症状が見られる。
- 薬剤：（アセチルコリンエステラーゼ阻害）薬などによる中核症状の改善。抗精神病薬や抑肝

散による（周辺）症状の改善。
- 副作用として（興奮），（吐気），（食欲不振）などに注意。

2）脳血管性認知症
- 脳血管性認知症はアルツハイマー型認知症との合併例も多く，約18％を占める。
- 認知症と（脳血管障害）の両方があり，両者に因果関係があると判断される場合，これに分類される。
- 早期に（歩行障害）や（尿失禁）が見られ，（人格変化），（抑うつ），（精神運動遅延），転倒，病的泣き笑いなどを伴うのが特徴（この症状をアルツハイマー型認知症との区別に用いる）。
- 薬剤：脳血管性認知症の場合，アセチルコリンエステラーゼ阻害薬だけでは脳血管性認知症の特徴的症状への効果が十分に見られないことが多く，抑うつ状態の治療として（SSRI）や（SNRI）なども用いる。
- 副作用として吐気など胃腸症状，（セロトニン）症候群などに注意する。

3）レビー小体型認知症
- レビー小体型認知症は，好酸性の硝子封入体である（レビー小体）が，神経細胞や脳幹のモノアミン神経系，皮質ニューロンに出現することが原因とされている。
- レビー小体の存在とともに，（認知機能障害）や（幻視）に加え，（レム睡眠行動異常症）と呼ばれる睡眠時異常があり，寝言や行動異常が伴う場合，レビー小体型認知症と診断される。
- （パーキンソニズム）が付随してくる場合もある。家族に対する聞き取りがとても重要になる。
- 大脳皮質でのアセチルコリン濃度はアルツハイマー型認知症の場合より低いとされているので，（アセチルコリンエステラーゼ阻害）薬は効果があるとされている（2011年6月時点では適応外）。
- 薬剤：幻覚・幻視の改善に対して，（定型抗精神病）薬を使用すると，ドパミンD₂受容体が遮断されパーキンソニズムを悪化させる可能性が大きいため使用は控えた方がよい。そのため，（非定型抗精神病）薬が使用されているが，これも活動性を著しく下げる場合があるので注意が必要。

4）パーキンソン病認知症
- （筋固縮），（動作緩慢），（振戦）などのパーキンソニズムが先に見られ，後から（幻覚），（幻視），（認知機能）障害が続く。レビー小体型認知症と似ているが，発症する状態の順序が違う。
- 薬剤：レビー小体型認知症と同じように（定型抗精神病）薬には注意。

5）前頭側頭型認知症
- （語義失語），（人格の変化），（情動障害）が特徴であり，前頭側頭葉変性症と総称されることもある。
- アルツハイマー型認知症患者のケアよりも困難を伴うことが多いが，（記憶）が保たれていることが特徴。
- この病理学的亜型としてピック病がある。前頭葉優位型ピック病では近時記憶障害，見当識障害は少なく，（人格），（食），（感情）に変化が見られ，（行動異常）が症状の中心となる。
- 側頭葉優位型ピック病は意味性認知とも呼ばれ，（語義失語）が特徴。
- 薬剤：（SSRI）が，前頭側頭型認知症ないし前頭側頭葉変性症の脱抑制，常同行動，食行動異

● 認知機能編

常に効果ありという報告がある。

6）2次性認知症

- 頭蓋内病変，代謝異常，内分泌異常，中毒性疾患（薬剤・金属），精神科疾患（うつ）といったものに因を発する認知症を総称して2次性認知症と呼ぶ。このうち正常圧水頭症は（精神活動の低下（痴呆）），（歩行障害），（尿失禁）の3つが主症状で，認知症全体の5〜6％を占める。加齢に関わる何らかの原因により（髄液）の流れや吸収が妨げられ，（脳室）に（髄液）がたまり（脳室）が拡大して引き起こされる。
- 原因不明のものを特発性正常圧水頭症，原因が明らかなものを続発性正常圧水頭症と呼び，くも膜下出血，頭部外傷，髄膜炎などがあげられる。
- 薬剤が引き起こす認知機能障害として，「高齢入院患者のせん妄のうち11〜30％は薬剤性」や，「認知症が疑われた患者の2〜12％が薬剤性」などの報告もある。

参考資料

■ これだけは押さえておきたい認知症の基礎知識

1. 認知症の定義
認知症とは，「正常に発達した知的機能が後天的な器質的障害によって持続的に低下し，日常生活や社会生活に支障をきたすようになった状態」（日本神経学会）と定義されている。

2. 認知症の診断基準
国際的に広く用いられる診断基準としては米国精神医学会のDSM-Ⅲ-R，DSM-Ⅳ-TRや世界保健機関のICD-10によるものがある。病歴，身体所見，神経心理検査，血液検査，画像検査等で総合的な診断を行い，これらによりどのようなタイプの認知症であるか，あるいは原因となっている疾患や要因を鑑別する。

3. 認知症の原因疾患
認知症の原因は，神経変性や脳血管障害に由来するもの（1次性認知症）と何らかの疾患によるもの（2次性認知症）に分けることができる。2次性認知症については，早期の鑑別と治療により認知機能の改善を図ることが可能な場合もある。また，薬剤による認知機能の低下についても数多くの指摘がある。

4. 認知症のスクリーニング
日本で多く用いられるものにはMMSE（Mini-Mental State Examination）とHDS-R（改訂版長谷川式簡易知能評価スケール）がある。これらの検査はあくまでも認知症の診断とその治療経過を判断する材料の1つに過ぎず，包括的な検査や観察を行っていくことが必要である。

5. 1次性認知症とその病態
- アルツハイマー型認知症（AD：Alzheimer's disease，DAT：Dementia of Alzheimer's Type）
  1次性認知症の50〜60％を占める
  進行性に認知機能が低下，記憶障害，見当識障害，遂行機能障害などがみられる
  大脳皮質や海馬の萎縮（老人斑沈着→神経原線維変化→神経細胞死）
  アセチルコリン作動性神経の脱落（アセチルコリンエステラーゼ阻害薬の作用標的）
- レビー小体型認知症（DLB：dementia with Lewy bodies）
  1次性認知症の15〜20％を占める
  進行性の認知機能低下，認知機能の変動，幻覚，パーキンソニズム，REM睡眠期行動障害等がみられる
  大脳皮質や自律神経系でのレビー小体の出現と拡大による脳神経細胞脱落
  レビー小体はアセチルコリン作動性神経系への障害が強い。また，ドパミンおよびセロトニン神経系も障害されやすい
- 脳血管性認知症（VD：vascular dementia）
  脳梗塞や脳出血などの脳血管障害により発症したものをいう
  脳の障害された部位により，臨床症状は多様

● 認知機能編

臨床経過において他の認知症が併発することもある
治療は脳血管障害の増悪・拡大の危険因子の管理と予防が中心
ADLの維持・向上のためにリハビリテーションも重要
・前頭側頭葉変性症（FTLD：frontotemporal lobar degeneration）
前頭葉や側頭葉に限局的な変性・萎縮が生じる認知症疾患（前頭側頭型認知症，進行性失語型，意味記憶障害型）の総称
変性・萎縮している脳葉の部位により特徴的な臨床症状が発現する（自分勝手に見える行動，常同行動，食行動の異常など）
発症機序が明確にされておらず，有効な治療法は確立されていない。SSRIが有効ともされているが，これを支持するエビデンスは得られていない

6．2次性認知症の原因

認知症，あるいは認知症様の症状をきたす疾患は表1をはじめとして多くの疾患が含まれる。病歴や現症状，薬剤が原因となっている可能性も意識する必要がある。

7．中核症状と周辺症状（BPSD）

記憶障害や認知機能障害のような，神経細胞の変性・脱落による症状を中核症状といい，これに伴う行動異常および心理症状を周辺症状という（表2）。最近ではこの周辺症状をBPSD（Behavioral and Psychological Symptoms of Dementia）と呼んでいる。薬剤師が特に意識しておかなければならないのは，このBPSDとおぼしき症状の原因の3割程度に薬剤が関与している可能性が示唆されている点である。

表1　認知機能低下をきたすことがある疾患と主な薬剤

中枢神経変性疾患	AD，DLB，FTLD，パーキンソン病など
脳血管障害	脳梗塞，脳出血，くも膜下出血，ラクナ梗塞など
腫瘍性疾患	脳腫瘍，がん性髄膜症など
感染性疾患	クロイツフェルト-ヤコブ病，ヘルペス脳炎，神経梅毒，HIV脳症，脳炎，髄膜炎など
炎症性・自己免疫疾患	SLE，ベーチェット病，多発性硬化症，サルコイドーシスなど
水頭症	正常圧水頭症，中脳水道狭搾
内分泌・代謝性疾患	甲状腺機能低下，肝性脳症，低血糖，ビタミン欠乏（B_1，B_{12}，葉酸），低酸素脳症，ナルコーシスなど
中毒性疾患	アルコール中毒，有機系薬剤中毒，CO中毒，抗がん剤（5-FU，MTX）など
外傷性疾患	硬膜下血腫，頭部外傷後遺症
薬剤	向精神薬，抗パーキンソン病薬，オピオイド性鎮痛薬，NSAIDs，抗痙攣薬，副腎皮質ステロイド，抗ヒスタミン剤　など

表2　BPSDの症状例

行動異常	不穏・易興奮性・暴力・徘徊・性的脱抑制・収集癖　など
心理症状	幻覚・妄想・不安・抑うつ　など

表3　BPSDの3要因

身体的要因	脳血管障害感染症などの身体疾患，薬物の影響，電解質バランス変化，栄養不良，不眠，過労など
環境的要因	1人暮らし，転居，慣れない施設や集団生活など
心理的要因	喪失体験（身近な人との死別），心細さ（孤独，死への恐怖，経済的不安）など

　これら中核症状と周辺症状とは互いにその要素が重なり合っていることが多いため，治療やケアは包括的に行っていくことが必要である。

　（例）物とられ妄想の場合には，物のある場所を記憶していない（あるいはもともとないことを認識していない）という認知機能障害と同時に，自身の立場を守りたい・喪失感・不安感・いらだちなどのさまざまな心理的要因が影響していることがある。どのような対処が必要とされるか，表3も参考に，患者のさまざまな生活環境を思い浮かべながらイメージしていただきたい。

8. 認知症の治療へのアプローチ

　認知症ケア，リハビリテーション，薬物治療の3つが認知症治療の大きな柱とされている。

・認知症ケア：患者がその人らしく暮らせるように支援するケア。例えば，BPSDについて，医療者や介護者の立場から「問題行動」と決めつけるのではなく，「患者の表現の1つ」と捉えて本人の意図すること，訴えたいこととは何かを把握し本人の立場で対応する。このような「person-centered care」が提唱され定着しつつあり，BPSDの軽減や認知症そのものの回復が見込めるのではないかと期待されている。

・リハビリテーション：中核症状としての認知機能低下そのものの改善を目的としたリハビリテーションは，現在のところ有用性は示されてはいない。しかし，認知機能の向上を目指すのではなく，残存機能の廃用防止と認知症を予防することに目的をおく場合には，その価値は大変大きなものとなる。回想法や音楽療法，認知刺激療法，運動療法などが用いられている。

・薬物治療：本邦ではアルツハイマー型認知症の中核症状に対してアセチルコリンエステラーゼ阻害薬であるドネペジルが広く使われている。また，今年になり，NMDA受容体アンタゴニストであるメマンチン，アセチルコリンエステラーゼ阻害薬であるガランタミンやリバスチグミンが発売された。レビー小体型認知症の中核症状にはアセチルコリンエステラーゼ阻害薬が有効とされているが，現状，本邦での保険適応はなく，ドネペジルの臨床試験が行われている。

　一方，BPSDに対する薬剤としては，その症状に応じて抗精神病薬，抗不安薬，抗うつ薬，睡眠導入剤，漢方薬（抑肝散）等数多くの薬剤が用いられている。しかし，使用方法によっては，錐体外路症状や過鎮静，抗コリン作用，認知症症状悪化等を引き起こす場合もあり，患者さんのQOLやADLを低下させる可能性もある。そのため，症状に対する猶予の程度，薬物投与のリスクとベネフィット，非薬物療法の適応の可能性，介護環境の整備等についてそれぞれ検討する必要がある。

　（注）各薬剤の保険適応・臨床試験・承認申請状況はいずれも2011年7月現在

● 認知機能編

9. 認知機能低下をもたらす薬物

　認知症様の症状の原因として，薬剤師は薬物が原因あるいは症状を増悪させている可能性を意識しておかなければならない。中枢神経系の作用を誘発しやすいものとして挙げられるのは向精神薬だが，そのほかにも抗パーキンソン病薬，オピオイド性鎮痛薬，NSAIDs，抗痙攣薬，副腎皮質ステロイド，抗ヒスタミン剤なども認知症様症状を誘発しやすい。また，BPSDに対して処方された薬剤が逆に認知機能を低下させたり，新たなBPSDを誘発している可能性もある。これまで問題なく服用してきた薬剤であっても，加齢や何らかの疾患による薬物動態の変化，複数の薬剤の併用，電解質異常等によって認知機能低下をもたらすこともあるため，継続的な観察が重要である。

　また，上記の薬剤以外にも，循環器系薬剤，抗菌剤，泌尿器系薬剤，消化器系薬剤など認知機能の低下を招きやすい薬剤があるため，注意が必要である。

あとがき

―体調チェック・フローチャート誕生秘話―

　平成13年のある日，私は若手薬剤師からこのような相談を受けた。「ずっと薬の変わらない慢性疾患の患者さんに何を話していいのか，何を聞いたらいいのかわからない」。なるほど彼の薬歴には，「調子まずまずよい。特に変わったことなし。継続観察」という言葉が目立っていた。患者さんがそう言ったというのだから間違いではないだろうし，すべてのことを継続して観察していくのも当然のことではある。

　しかし，あまりにも記載内容に具体性がない。何が良くて，何を継続観察するのか，という主語が全くない。患者さんに薬剤の説明を行い，その結果，薬識のついた患者さんに対して，次に何を伝えたらいいのかわからなくなっている状態であろう。それにしても，この薬歴では患者さんのQOLをより一層向上させるためのヒントがなさ過ぎる。

　そこで私は解決策を見つけるため，彼と患者さんとの会話を傍らで聞いてみた。

　薬剤師：特にお変わりありませんか？
　患者：まずまずですよ。特にこれといった変わりはありません。
　薬剤師：そうですか，それはよかった。何か気になることがあればすぐにお申し出くださいね。お薬もこの通り前回と同じです」（と言って薬を見せながら薬袋に入れていく）
　患者：はい，もうすべて薬のことは理解しました。飲み始めて長いですからね。
　薬剤師：そうですよね，もうおわかりですよね。ではお大事になさってください（笑顔で薬を渡す）。

　おそらくこのパターンの会話は，彼に限らず日本中で繰り返されているのではないだろうか。では，この会話のどこに問題があり，解決の糸口はどこにあるのかについて解説したい。

　もっともまずいのは質問のしかただろう。患者さんの心理状態から推察すれば，「特にお変わりありませんか？」と，（顔なじみの薬剤師といえども）赤の他人から聞かれれば，「変わったことは多少あったけれども，他人のあなたに話すほどのことではないかもしれない。そんなことより早く会話を終わらせて薬をもらおう」という意味を込めて，「まずまずですね，特に変わりないです」と返事をしているのが容易に想像できる。だからこそ質問はもっと具体的で，主語のある質問にすべきである。

　主語のある質問とは何か。真っ先に思い浮かぶ例としては，血糖値，血圧，コレステロール値等の検査値がある。しかし，血液検査等を毎回しているわけでもない。しかも，検査値に異常があれば，一般的に医師が先に対応しているわけであり，薬剤師に出番が回ってくることがそれほど多いとは考えにくい。また，検査値を薬歴に記録することで満足していると，数値では計り切れない患者さんの訴えを見落としかねない。

　すなわち，慢性疾患の患者さんに聞くべきこと，そして数値では計り切れない患者さんの訴えを聞き出すには，本書で示す「食事，排泄，睡眠，運動，認知機能」等を主語にする方法がある。これらは人間が生きている限り必ず行う行為であるので，誰に質問をしても違和感がない。これらの質問を入り口にして薬剤の効果，副作用，疾患，合併症，さらには介護状態やQOL（生活の質，人生の質）にまで言及していけば，患者さんにとても喜ばれる。患者さんの暮らしを切り口とし，

薬剤と暮らしを切り離さない服薬指導は，患者さんにも望まれている。

　ここまでを若手薬剤師に語ったところ，リクエストがあった。「なるほど。食事，排泄，睡眠……ですね。何となくわかりましたが，できればいくつか質問と答えの具体例を挙げてもらえませんか？」。

　こうして私は翌日，たった3ページの簡素な「食事・排泄・睡眠を通した体調チェック・フローチャート」を作った。これが初版のフローチャートである（つまりもともと本書は，悩める1人の薬剤師のために作られた薬局内の研修資料であった）。

　その後，平成15年に日本薬剤師会の委員会でこれが取り上げられ，10数人の委員の先生方と検討を重ね今のようなスタイルが完成した。そして翌年，活用書として冊子化された際，当初の3領域（食事，排泄，睡眠）に加え，運動を追加，さらに平成22年には，認知機能に関する内容を加えて5領域とした。

　まだまだ発展途上の資料であるが，皆様方にとって少しでもお役に立つのであれば幸甚である。

平成23年8月

川添 哲嗣

執筆者一覧

(所属は当時)

平成16〜17年度 日本薬剤師会 職能対策委員会 高齢者・介護保険等検討会
- 委員長　石川　優子　（アイドラッグ）
- 副委員長　原　隆亮　（ヒカタ薬局）
- 委　員　上野　和夫　（想い研究所）
- 　　　　川添　哲嗣　（くろしお薬局）
- 　　　　倉田　なおみ（昭和大学薬学部）
- 　　　　嶋田　勝一　（大学堂薬局）
- 　　　　永持　健　　（ながもち薬局）
- 　　　　萩田　均司　（薬局つばめファーマシー）
- 　　　　半田　道子　（スマイル薬局）

平成18〜19年度 日本薬剤師会 職能対策委員会 高齢者・介護保険等検討会
- 委員長　萩田　均司　（薬局つばめファーマシー）
- 副委員長　石川　優子　（アイドラッグ）
- 委　員　大木　一正　（クリーン薬局）
- 　　　　大澤　光司　（メディカルグリーン）
- 　　　　川添　哲嗣　（くろしお薬局）
- 　　　　鈴木　仁志　（ハーズ調剤薬局）
- 　　　　道明　雅代　（ドーミョ薬局）
- 　　　　永持　健　　（ながもち薬局）
- 　　　　畑中　典子　（かくの木）
- 　　　　原　隆亮　　（ヒカタ薬局）
- 　　　　日野　寛明　（日野薬局）
- 　　　　山下　隆　　（北海道保健企画）

平成20〜21年度 日本薬剤師会 職能対策委員会 高齢者・介護保険等検討会
- 委員長　萩田　均司　（薬局つばめファーマシー）
- 副委員長　石川　優子　（アイドラッグ）
- 委　員　大木　一正　（クリーン薬局）
- 　　　　大澤　光司　（メディカルグリーン）
- 　　　　川添　哲嗣　（くろしお薬局）
- 　　　　木村　昌義　（さくら薬局）
- 　　　　瀬戸　裕一　（コスモ薬局）
- 　　　　道明　雅代　（ドーミョ薬局）
- 　　　　眞鍋　知史　（玉造眞鍋薬局）
- 　　　　山下　隆　　（北海道保健企画）
- 　　　　吉水　久純　（郡元薬局）

平成22～23年度 日本薬剤師会 医療保険委員会 介護保険担当

副委員長（介護保険担当）
　　　　　大澤 光司　　（メディカルグリーン）
委　員　　桂　正俊　　（坂の街薬局）
　　　　　高橋　学　　（安田調剤薬局）
　　　　　轡　基治　　（うえまつ調剤薬局）
　　　　　大木 一正　　（クリーン薬局）
　　　　　長津 雅則　　（シーガル調剤薬局）
　　　　　鈴木 仁志　　（ハーズ調剤薬局）
　　　　　石川 優子　　（アイドラッグ）
　　　　　木村 昌義　　（ムーンファーマシーズ）
　　　　　菅濱 淳仁　　（マザー薬局）
　　　　　川添 哲嗣　　（くろしお薬局）
　　　　　杉本 奈緒美　（ひいらぎ薬局）
　　　　　萩田 均司　　（薬局つばめファーマシー）
　　　　　吉水 久純　　（郡元薬局）

生活機能と薬からみる
体調チェック・フローチャート 解説と活用 第2版

定価　本体2,000円（税別）

2011年 8月28日	発行
2011年12月27日	第2刷発行
2013年 1月20日	第3刷発行
2014年 3月15日	第4刷発行
2014年 7月25日	第5刷発行
2017年 8月25日	第6刷発行
2020年 2月10日	第7刷発行

編　集　　公益社団法人　日本薬剤師会

発行人　　武田　正一郎

発行所　　株式会社　じ ほ う

　　　　　101-8421　東京都千代田区神田猿楽町1-5-15（猿楽町SSビル）
　　　　　電話　編集　03-3233-6361　販売　03-3233-6333
　　　　　振替　00190-0-900481
　　　　　＜大阪支局＞
　　　　　541-0044　大阪市中央区伏見町2-1-1（三井住友銀行高麗橋ビル）
　　　　　電話　06-6231-7061

©2011　　　　組版　（株）あすか企画　　印刷　（株）日本制作センター
Printed in Japan

本書の複写にかかる複製，上映，譲渡，公衆送信（送信可能化を含む）の各権利は株式会社じほうが管理の委託を受けています。

JCOPY ＜出版者著作権管理機構　委託出版物＞
本書の無断複製は著作権法上での例外を除き禁じられています。
複製される場合は，そのつど事前に，出版者著作権管理機構（電話 03-5244-5088, FAX 03-5244-5089, e-mail：info@jcopy.or.jp）の許諾を得てください。

万一落丁，乱丁の場合は，お取替えいたします。
ISBN 978-4-8407-4243-6

在宅医療 Q&A

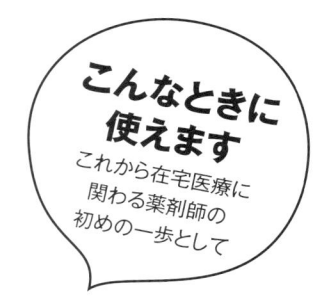

令和元年版

服薬支援と多職種協働・連携のポイント

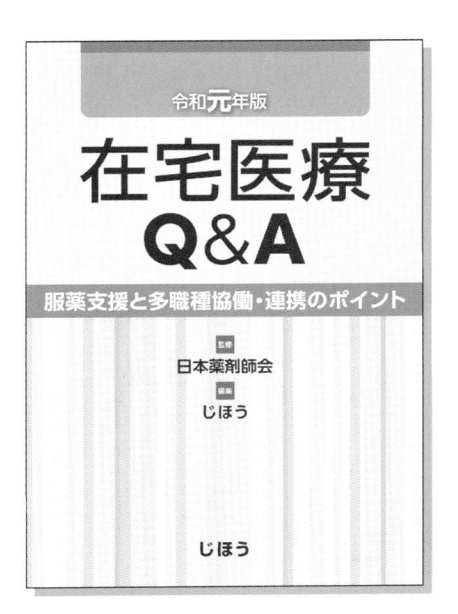

こんなときに使えます
これから在宅医療に関わる薬剤師の初めの一歩として

在宅医療に関わる薬剤師の疑問に Q&A 形式でわかりやすく答えます

在宅医療における薬剤師の疑問に答える定番書籍。在宅医療に踏み出そうとしている初心者にぴったりの Q&A 集です。在宅訪問準備から訪問後の報告、患者・服薬支援、多職種連携・体調チェック・薬のチェックなどのポイントや、緩和ケアの知識などをコンパクトにまとめています。在宅医療の実務はもちろん、フレイル、ロコモ、サルコペニア、転倒スコアなど、知っておくべきポイントが満載です。

日本薬剤師会／監　じほう／編
定価（本体 2,500 円 + 税）
A5 判／272 頁／2019 年 8 月刊
ISBN：978-4-8407-5212-1

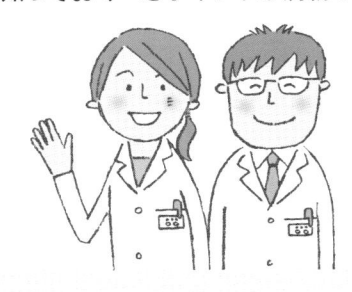

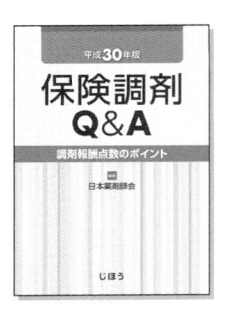

保険調剤 Q&A 平成30年版
調剤報酬点数のポイント

調剤報酬上の解釈と算定の仕方をまとめた保険薬局の定番書籍

日本薬剤師会／編
定価（本体 2,500 円 + 税）／A5 判／336 頁／2018 年 6 月刊
ISBN：978-4-8407-5053-0

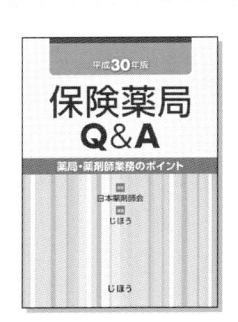

保険薬局 Q&A 平成30年版
薬局・薬剤師業務のポイント

日々の薬局業務で生じる疑問に答える、知識の再確認から新人教育まで幅広くご活用いただける 1 冊！

日本薬剤師会／監　じほう／編
定価（本体 2,200 円 + 税）／A5 判／270 頁／2018 年 7 月刊
ISBN：978-4-8407-5054-7

株式会社じほう　https://www.jiho.co.jp/
〒101-8421 東京都千代田区神田猿楽町 1-5-15 猿楽町 SS ビル　TEL.03-3233-6333　FAX.0120-657-769
〒541-0044 大阪市中央区伏見町 2-1-1 三井住友銀行高麗橋ビル　TEL.06-6231-7061　FAX.0120-189-015

すぐに役立つ！認知症の治療とケア
基本から実践まで 第2版

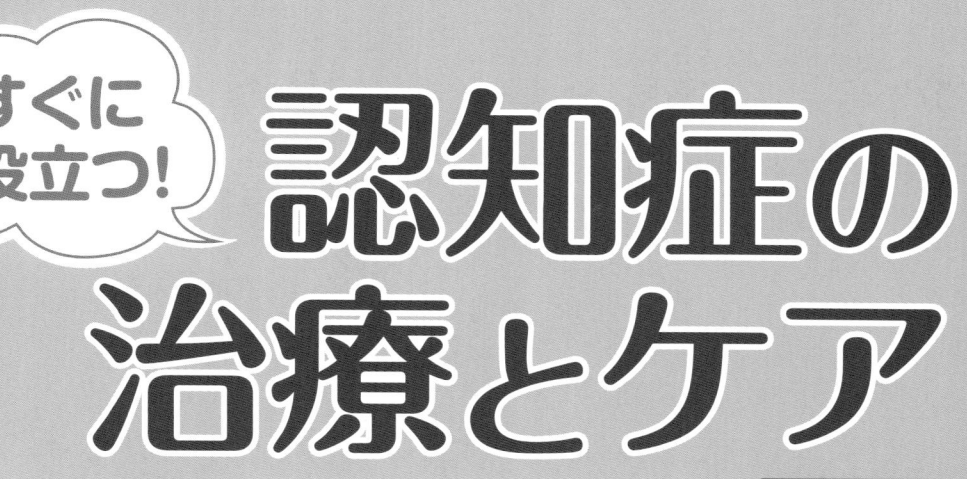

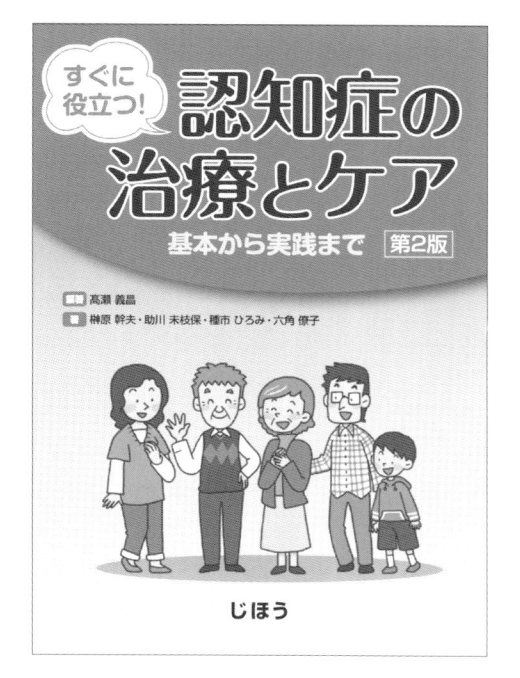

認知症のプロが「多職種協働」で作り上げた入門書!!

髙瀬 義昌／編著
榊原 幹夫、助川 未枝保、種市 ひろみ、六角 僚子／著

定価（本体2,700円＋税）
A5判／160頁／2017年3月刊
ISBN：978-4-8407-4933-6

認知症患者を取り巻く多職種の執筆陣（医師、薬剤師、ケアマネジャー、看護師）が、治療やケアの基礎から実践までをやさしく解説します。認知症に使われる薬剤の知識から自治体のサポートの紹介まで、これから認知症を学ぶ人にも現場で活躍する人にとっても新しい発見のある入門書です。第2版では新たに、海外の認知症ケア事情も紹介しています。

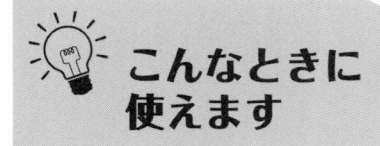

こんなときに使えます

- 認知症について初めて学ぶ人のファーストステップとして
- 認知症患者を抱える人が、現状を整理する際の1冊として
- 現場で活躍されている方の知識補強および知識の整理に

株式会社 じほう　https://www.jiho.co.jp/

〒101-8421　東京都千代田区神田猿楽町1-5-15 猿楽町SSビル　TEL.03-3233-6333　FAX.0120-657-769
〒541-0044　大阪市中央区伏見町2-1-1　三井住友銀行高麗橋ビル　TEL.06-6231-7061　FAX.0120-189-015